Homöopathische Arzneimittelfindung

in der Tierheilkunde

mit ausgewählten Fallbeispielen

aus der Kleintierpraxis

Irmgard Elsholz

Herstellung und Verlag: Books on Demand GmbH, Norderstedt
ISBN 3-8334-4043-0

Frau Dr. Veronica Carstens

und

meinen Bad Brückenauer Lehrern

Dr. W. Buchmann, Dr. W. Gawlik

und Dr. G. Köhler

in Dankbarkeit gewidmet

Inhaltsverzeichnis

Das homöopathische Ähnlichkeitsprinzip

Fallbeispiele:

Schlussbetrachtung

Anhang: Fragen und Antworten.

Arzneimittelverzeichnis

Literaturangaben

Das homöopathische Ähnlichkeitsprinzip

Similia similibus curentur

Samuel Hahnemann, einer der großen Ärzte und universellen Denker, welcher von 1755-1843 lebte, beherrschte mehrere Sprachen und besaß neben der medizinischen eine vorzügliche naturwissenschaftliche Ausbildung. In Fachkreisen war er jedoch nicht nur als hervorragender Chemiker und Pharmazeut, sondern auch als äußerst kritischer und schwieriger Zeitgenosse bekannt. So scheute er keine fachlichen Auseinandersetzungen mit der Ärzteschaft, die seinen revolutionären Ideen zumeist verständnislos und ablehnend gegenüberstand.

Im Gegensatz zu heute lagen zu seiner Zeit die ärztliche Diagnostik und die Arzneitherapie noch sehr im Argen! Man bediente sich vorwiegend ausleitender Verfahren wie Aderlässen, dem Anlegen von Schröpfköpfen oder Blutegeln, sowie der Verabreichung von Brech- oder Abführmittel und verschrieb ausgeklügelte Rezepte, ohne sich jedoch über die genaue Wirkung der einzelnen verordneten Stoffe so recht im Klaren zu sein. Da die meisten dieser aus seiner Sicht unsinnigen Anwendungen und Verordnungen den Patienten mehr schadeten als nützten, gab Hahnemann voller Zweifel und Widerwillen seine ärztliche Tätigkeit nach kurzer Zeit auf und erwarb den kargen Lebensunterhalt für sich und seine Familie durch die Übersetzung medizinischer und wissenschaftlicher Schriften.

Bei einer dieser Übersetzungen schienen ihm die Aussagen eines Autors über die Wirkung der Chinarinde doch sehr phantastisch und irrational. Deshalb beschloss er, die Wirkung dieser Droge, welche zu seiner Zeit mit relativ gutem Erfolg gegen Malaria eingesetzt wurde, einmal an sich selber zu erproben. Bei diesem Versuch stellte er überrascht fest, dass einige „Quentchen guter Chinarinde" (1 Quentchen war etwas mehr als 4 Gramm) bei ihm, gleichsam wie aus heiterem Himmel, typische Wechselfiebersymptome (Fieberschübe, Herzklopfen, Schläfrigkeit, Gliederschmerzen, Zittern, klopfende Kopfschmerzen, gerötete Wangen,

Durst, Gelenksteifigkeit usw.) hervorriefen, also Symptome derjenigen Krankheit, die dieser Stoff offensichtlich zu bessern im Stande war.

Da die solchermaßen provozierten Beschwerden nie lange anhielten, wiederholte Hahnemann diesen Versuch mehrere Male mit dem gleichen Ergebnis, tat die an sich gemachte Beobachtung jedoch nicht einfach als einen merkwürdigen Zufall ab, sondern stellte sich die Frage, ob diesem Geschehen nicht eine ganz bestimmte biologische Gesetzmäßigkeit zu Grunde liegen könne. Vielleicht ließ sich tatsächlich, wie schon Hippokrates und andere vor ihm vermutet und in ihren Schriften angedeutet hatten, Ähnliches durch Ähnliches kurieren! Similia similibis curentur! Sollte sich dieser Gedanke durch weitere Versuche als richtig erweisen, müsste es - so Hahnemanns Schlussfolgerung - möglich sein, eine völlig neue, auf dem Ähnlichkeitsprinzip basierende Heilmethode zu entwickeln.

Fasziniert von dieser Vision folgten Jahre intensiven Studiums und der Arzneiprüfungen an sich selber, seinen Familienangehörigen, an Freunden und an anderen gesunden Probanden. Galt es doch zunächst, möglichst viele Stoffe aus dem Pflanzen-, Tier- und Mineralreich auf ihre mögliche arzneiliche Wirkung hin zu überprüfen, d.h. herauszufinden, welche Befindlichkeitsstörungen sowohl auf der körperlichen als auch auf der emotionalen und geistigen Ebene nach ihrer wiederholten Einnahme bei Gesunden zu beobachten waren.

Denn eines war gewiss: Je umfangreicher die Zahl der von ihm geprüften Mittel war, desto größer wurde für ihn die Chance, bei der Vielzahl der bei Menschen auftretenden Krankheiten unter den geprüften Stoffen ein Mittel finden zu können, dessen Arzneisymptomatik dem Gesamtsymptomenbild des jeweils zu behandelnden Patienten ähnlich ist.

Im Rahmen dieser Tätigkeit begann Hahnemann eine Arzneimittellehre anzulegen, in welcher er die an sich und seinen Probanden provozierten Vergiftungsbilder so getreu wie möglich dokumentierte. Dieses rein empirische Vorgehen war zu seiner Zeit recht ungewöhnlich, da sich die Angaben in den damaligen Arzneibüchern zumeist auf irgendwelche Hypothesen stützten. So wurden beispielsweise Arzneien nach Geruch und Geschmack in „Aromatika" oder „Amara" eingeteilt, wobei man ihnen, sofern sie in diesen Eigenschaften übereinstimmten, auch eine übereinstimmende Wirkung zuordnete.

Hahnemanns Vorrat an geprüften Arzneien nahm in der Folgezeit kontinuierlich zu, so dass er immer häufiger in der Lage war, zu erproben, ob seine aus dem Chinarindenversuch gezogene Schlussfolgerung, dass Ähnliches durch Ähnliches geheilt werden kann, der Prüfung am Krankenbett tatsächlich standhielt. Erst Jahre später, als er sich seiner Sache absolut sicher war, trat er mit seiner Erkenntnis, welche der Medizin eine völlig neue Therapiemöglichkeit eröffnete, an die Öffentlichkeit.

Nach dieser in der Ärzteschaft Aufsehen erregenden Publikation setzte Hahnemann die systematische Erforschung der Arzneikräfte durch Arzneimittelprüfungen an Gesunden fort und fasste in den Jahren 1811-1821 die Ergebnisse seiner Prüfungen in einer sechsbändigen Arzneimittellehre zusammen.

In seinem Hauptwerk, dem 1810 erschienenen „Organon der rationellen Heilkunde", mit dem er seinen Schülern das für die Ausübung der homöopathischen Heilkunst nötige „Rüstzeug" in die Hand gab („Organon" heißt im Griechischen „Werkzeug") schreibt Hahnemann in der für uns etwas befremdlich klingenden Sprache des 19. Jahrhunderts über sich (Nr. 12, S.50):
„Durch Beobachtung, Nachdenken und Erfahrung fand ich, daß im Gegentheile von der alten Allöopathie die wahre, richtige, beste Heilung zu finden sey in dem Satze: *Wähle, um sanft, schnell, gewiß und dauerhaft zu heilen, in jedem Krankheitsfalle eine Arznei, welche ein ähnliches Leiden für sich erregen kann, als sie heilen soll!* Diesen homöopathischen Heilweg *lehrte* bisher niemand, niemand *führte ihn aus."*

Hahnemann selber weist verschiedentlich mit Nachdruck darauf hin, dass er nicht der Erste war, welcher diese Zusammenhänge erkannte. „Ja", heißt es beispielsweise an einer anderen Stelle des Organon (Nr.12, S. 60 u. 62) „es gab sogar von Zeit zu Zeit Aerzte, welche *ahneten*, daß die Arzneien durch ihre Kraft, analoge Krankheits-Symptome zu erregen, analoge Krankheitszustände heilen.... So nahe war man zuweilen der großen Wahrheit!

Aber man ließ es bei einem flüchtigen Gedanken bewenden, und so blieb die so unentbehrliche Umänderung der uralten ärztlichen Krankheitsbehandlung, des bisherigen unzweckmäßigen Curirens, in eine ächte, wahre und gewisse Heilkunst, bis auf unsere Zeiten unausgeführt."

Auf die von ihm erstmals eingeführten, systematischen Arzneiprüfungen an Gesunden, welche gleichsam den Beginn der heutigen klinischen Pharmakologie darstellten, geht Hahnemann in den §§ 106, 108 und 119 des Organons (dessen Titel er ab der 2. Auflage in „Organon der *Heilkunst*" umwandelte) mit den folgenden Worten ein: *"Die ganze, Krankheit erregende Wirkung der einzelnen Arzneien muß bekannt sein .... alle die krankhaften Symptome und Befindens-Veränderungen, die jede derselben in gesunden Menschen besonders zu erzeugen fähig ist, müssen erst beobachtet worden sein, ehe man hoffen kann, für die meisten natürlichen Krankheiten treffend homöopathische Heilmittel unter ihnen finden und auswählen zu können.*
Es ist also kein Weg ... möglich, auf welchen man die eigenthümlichen Wirkungen der Arzneien auf das Befinden des Menschen untrüglich erfahren könnte ... als daß man die einzelnen Arzneien versuchsweise gesunden Menschen in mäßiger Menge eingibt, um zu erfahren, welche Veränderungen, Symptome und Zeichen ihrer Einwirkung jede besonders im Befinden des Leibes und der Seele hervorbringe.
Jede dieser Substanzen wirkt auf eine eigne, verschiedene, doch bestimmte Weise, die alle Verwechselung verbietet... "

Nach seinem Tod - Hahnemann starb 88jährig - wurden und werden auch heute noch von erfahrenen Homöopathen immer wieder homöopathische Arzneimittelprüfungen mit bisher nur ungenügend geprüften oder noch nicht geprüften Arzneien durchgeführt und ihre Ergebnisse in zahlreichen Arzneimittellehren sorgfältig dokumentiert.

So vergrößerte sich im Laufe der Jahre die Zahl der Arzneimittelbeschreibungen um ein Vielfaches. Zu ihrer Erstellung wurden jedoch nicht nur die bei gesunden Probanden provozierten Körper- Geist- und Gemütssymptome mitsamt ihren Modalitäten, sondern auch die Erfahrungen am Krankenbett, die Erkenntnisse der Toxikologen und andere, für die homöopathische Arzneimittelfindung wichtigen Beobachtungen mit einbezogen.

Zu den für die Individualisierung eines jeden Falles so aufschlussreichen Modalitäten der vorhandenen Beschwerden gehören der Ort und die Art der Krankheitserscheinungen, die subjektiven Krankheitsempfindungen, die eventuell vorhandene zeitliche Verschlimmerung der betreffenden Symptome sowie alle anderen Bedingungen, unter denen sich diese bessern oder verschlechtern.

Neben den Modalitäten wurde in zunehmenden Maße eine weitere, äußerst wichtige Beobachtung in die Beschreibung der einzelnen Mittel mit einbezogen: Wie Hahnemann und ihm nachfolgende Homöopathen durch die Befragung ihrer Patienten immer wieder feststellen konnten, besteht zwischen der Arzneisymptomatik einiger Mittel und ganz bestimmten, eine ähnliche Symptomatik beim Menschen auslösenden Anlässen ein unmittelbarer Zusammenhang.

So finden wir beispielsweise schon in Hahnemanns Ausführungen über Rhus toxicodendron und Ignatia (Nr.3, Buchmann, W.S. 77 u. 67) unter anderem die folgenden Anmerkungen:
„ …In den letzten Jahren hat auch vielfältige Erfahrung gelehrt, dass Rhus tox das hülfsreichste und spezifische Mittel ist für die oft tödlichen Übel von Verheben, übermäßiger Anstrengung der Muskeln und Quetschungen. Eine einmalige Gabe in C 30 bewirkt diese zauberähnliche Heilung."
Und über Ignatia schreibt er: „…So können Anfälle, die durch Kränkung oder großen Schreck entstanden waren, ehe sie sich mehrmals wiederholen, durch ein paar Gaben Ignatia geheilt werden."

Die das körpereigene, harmonische Gleichgewicht belastenden und hierdurch Krankheitssymptome auslösenden Anlässe können, wie wir sehen, bei Mensch und Tier vielfacher Natur sein: Da gibt es zum einen die mehr vordergründigen, äußeren Einwirkungen, wie z.B. kalter Wind, Überanstrengung, zu starke Sonneneinwirkung, zu fettes oder zu kaltes Essen. Zum anderen kann die Ursache für eine Erkrankung in einem sehr viel einschneidenderen, die ganze Persönlichkeit eines Menschen belastenden Erlebnis bestehen wie z.B. der Tod einer nahe stehenden

Person, Kränkung, Liebesentzug und Schreck. Aber auch die medikamentelle Unterdrückung bestimmter - vom erkrankten Organismus offenbar als hilfreiches Ventil genutzter - Krankheitssymptome kann als Ursache für das Auftreten von Beschwerden (wie beispielsweise Asthma usw.) in Frage kommen.

Bei langwierigen Krankheiten können derartige Ereignisse, welche, laut Hahnemann, die „eigentlichen Wurzeln allen Übels" bilden, Wochen, Monate und sogar Jahre zurückliegen. Jedoch selbst bei diesen chronischen Erkrankungen vermag die genaue Kenntnis der Krankheitsursache im Zusammenhang mit der Gesamtsymptomatik eines Patienten den behandelnden Homöopathen nicht selten unmittelbar zum Simile, dem am besten passenden Mittel zu führen, weshalb diese interessanten und wichtigen Beziehungen in den meisten Arzneimittellehren ebenfalls aufgezeigt werden.

Viele Krankheitsbeschwerden wie z.B. Husten, tauchen in allen möglichen Arzneimittelbeschreibungen auf. Da wohl kaum ein Homöopath in er Lage ist, sämtliche Arzneimittelbilder der über 1000 geprüften Mittel und die unterschiedlichen Modalitäten der für sie typischen Symptome in seinem Gedächtnis zu speichern, wurden im Laufe der Jahre zahlreiche mehr oder minder umfangreiche Symptomenverzeichnisse, sogenannte „Repertorien" (siehe Anhang) erstellt, in denen Krankheitssymptome in alphabetischer Reihenfolge aufgelistet und in unterschiedlich großen Rubriken den für ihre Heilung in Frage kommenden Arzneimitteln zugeordnet werden.

Da unter manchen der aufgelisteten Symptome wie Bauchschmerzen, Husten usw. nicht selten mehr als 90 Mittel angeführt werden, findet man in den großen Repertorien, wie z. B. im „Kent" (Nr.13), zahlreiche für die Individualisierung der einzelnen Symptome wichtige Unterrubriken. In ihnen werden Hinweise auf mögliche Krankheitsursachen und Modalitäten der aufgesuchten Symptome gegeben und angezeigt, welche Arzneien sich unter den jeweiligen Bedingungen besonders bewährt haben. Verständlicherweise sind es vor allem die ganz kleinen, nur wenige Mittel angebenden Rubriken , welche uns in akuten Fällen , so ihre Hinweise haargenau auf den Kranken zutreffen, nicht selten

14

unmittelbar zum Simile führen können (Fallbeispiele Nr. 2 u. 48). Kommen jedoch mehrere Arzneimittel als mögliche Simile in Betracht, hilft der Vergleich ihrer Arzneimittelbilder herauszufinden, welches dieser Mittel zu dem vorliegenden Fall am besten passt oder - etwas anders formuliert – welches Arzneimittelbild „der Idee des Krankheitsfalles" sowie dem Gesamtsymptomenbild und der Persönlichkeit des zu behandelnden Patienten am meisten entspricht (s. Fallbeispiel Nr.38).

Während die in den Arzneimittellehren gemachten Angaben vorwiegend auf den Ergebnissen der bei gesunden Probanden durchgeführten Arzneimittelprüfungen basieren, gehen die in den Repertorien gemachten Angaben einzig und allein von der Symptomatik kranker Menschen aus. Somit ergänzen sich Arzneimittellehren und Repertorien in idealer Weise und sind bei der homöopathischen Arzneimittelfindung für jeden homöopathisch therapierenden Arzt oder Tierarzt zu unentbehrlichen Hilfsmitteln geworden.

Sofern man die artspezifischen Eigenheiten und Lebensweisen der verschiedenen Tierarten berücksichtigt - lassen sich erstaunlich viele der in den großen Repertorien gemachten Angaben auch für die homöopathische Arzneimittelfindung bei Tieren nutzen. Erfreulicher Weise steigt seit etwa 20 Jahren die Zahl der sich mit der Veterinär-Homöopathie befassenden Fachbücher stetig an! Da Tiere uns ihre subjektiven Krankheitsempfindungen nicht mitteilen können (z. B. ob der Schmerz, den sie verspüren, pochend, stechend, ziehend oder brennend ist), müssen Tierärzte auf diese für die Individualisierung eines Symptoms hilfreichen Angaben leider verzichten.

Inzwischen werden von vielen Homöopathen immer häufiger mit einer entsprechen Software versehene Computer benutzt, wodurch das Hin- und Herblättern in den angesprochenen Nachschlagewerken entfällt und gesuchte Beziehungen blitzschnell aufgezeigt werden können, was eine enorme Zeitersparnis bedeutet und die Auffindung des zu der jeweiligen Krankensymptomatik am besten passende Arzneimittels erheblich erleichtert.
Unabdingbare Voraussetzung für eine erfolgreiche Therapie ist jedoch nach wie vor eine gute, wenn auch manchmal recht zeitaufwendige

homöopathische Anamnese! Wenn auf Grund der klinischen Untersuchung einer homöopathischen Behandlung des Patienten nichts im Wege steht, muss jeder homöopathisch Therapierende zunächst versuchen, durch eigene Beobachtung, durch den von Patienten oder Tierbesitzern spontan geäußerten Vorbericht sowie durch seine gelenkte Befragung möglichst viele Details hinsichtlich der vorhandenen Beschwerden sowie über die Wesensart des jeweiligen Patienten zu erfahren. Letzteres ist vor allem bei chronischen Erkrankungen von entscheidender Bedeutung. Allerdings ist, wie ich selber immer wieder erfahren musste, die Umsetzung aller dieser Forderungen gar nicht so einfach!

Gelingt es jedoch, bei der Fallaufnahme ein oder gar zwei Symptome zu ermitteln, die „auffallend" und „absonderlich" sind oder hinsichtlich des Ortes sowie der Zeit ihres Auftretens und ihrer Modalitäten ganz präzise näher beschrieben werden, ist, laut Hahnemann, die schwerste Arbeit geschehen.

Danach lässt sich entweder an Hand von größeren Arzneimittellehren und Repertorien oder mit Hilfe eines entsprechend programmierten Computers aus den bei einer bestimmten Symptomatik in Frage kommenden homöopathischen Arzneien relativ leicht diejenige herausfinden, deren Arzneimittelbild dem individuellen Krankheitsbild des jeweiligen Patienten am meisten ähnelt und ihn „sanft, schnell, sicher und dauerhaft" von seinen Beschwerden befreien wird".

Ob krankhafte Symptome nur auf der körperlichen, der geistigen oder der emotionalen Ebene oder aber auf mehreren Ebenen zugleich auftreten, hängt zum großen Teil von der Konstitution des erkrankten Menschen oder Tieres ab und somit von seiner individuellen Empfänglichkeit für ganz bestimmte Beschwerden.

„Konstitution", schreibt Köhler, G. (Nr.16, S.169 u.174), „ist die angeborene und erworbene geistig-seelische und körperliche Verfassung eines Menschen. Sie ist erkennbar am Körperbau, an der seelisch-geistigen Grundstimmung und an den Reaktionsweisen auf innere und äußere Belastungen."

Und weiter heißt es sinngemäß: Für akute Erkrankungen genügt es, die Fallaufnahme auf die akut aufgetretenen Beschwerden zu begrenzen. Bei chronischen Krankheiten hingegen muss die Anamnese stets die gesamte *Biographie* des jeweiligen Kranken umfassen, da nur so seine Konstitution und seine anlagebedingte Krankheitsbereitschaft ermittelt werden können.

Aber auch in akuten Fällen kann, wenn bei der Erhebung des Vorberichtes zu wenige oder nur verschwommene, nicht näher bezeichnete Symptome zu Tage kommen, die Konstitution und der Erscheinungstyp des betreffenden Patienten eine wichtige Orientierungshilfe bei der Suche nach dem zu seiner Gesamtsymptomatik am besten passenden Mittel darstellen.

Auf Grund der bei Arzneimittelprüfungen gewonnenen Einsichten unterscheidet man in der Homöopathie zwischen den organotropen („kleinen"), vorwiegend auf ganz bestimmte Organe oder Organsysteme einwirkenden und den selteneren personotropen („großen") Mitteln, denen neben der oft breitgefächerten organotropen auch eine deutliche Wirkung auf die Psyche zu eigen ist, wobei die Übergänge fließend sind.

Wenn das Arzneimittelbild solch eines personotropen Mittels das individuelle, körperliche, emotionale und geistige Symptomenbild eines Patienten in mehrfacher Hinsicht abdeckt, wenn also beide Bilder weitgehend identisch sind, pflegt man im homöopathischen Sprachgebrauch den betreffenden Kranken wegen dieser Ähnlichkeiten kurzerhand nach diesem zu seiner Gesamtsymptomatik am besten passenden Mittel zu benennen. Ist unter Homöopathen beispielsweise von einer „Pulsatilla-Frau", einem „Nux vomica-Typ", einem „Phosphorus-Hund" oder von einem „Calcium carbonicum-Welpen" die Rede, weiß ein jeder sogleich, wie er das Gesamterscheinungsbild dieser Patienten nach homöopathischen Gesichtspunkten einzuordnen hat.

Schon Hahnemann zeigt sowohl in seinem Organon (§104) als auch in seiner Arzneimittellehre auf, wie wichtig es für die Individualisierung eines Krankheitsfalles ist − insbesondere, wenn es sich um eine chronische Erkrankung handelt, das Gesamterscheinungsbild des jeweiligen Patienten genau zu beachten. So schreibt er z.B. bei der

Beschreibung der folgenden drei Mittel (Buchmann, W.: Nr.3, S.71, 73, 21 u. 65):

Pulsatilla: „Am zweckmäßigsten ist die homöopathische Anwendung – wie auch bei allen übrigen Arzneien, aber hier besonders, wenn nicht bloß die körperlichen Symptome, sondern auch die Pulsatilla eigenen Geistes- und Gemüts-Symptome vorhanden sind oder doch dem Temperament der Kranken ähnlich sind. Pulsatilla wird um so hülfreicher sein, wenn neben den Körpersymptomen zugleich ein schüchternes, *weinerliches*, zu innerlicher Kränkung und stiller Ärgernis geneigtes, wenigstens ein mildes und nachgiebiges Gemüt im Kranken zugegen ist."

Nux vomica: „Eine sorgfältige und vieljährige Praxis hat ergeben: Diejenigen Personen bedürfen sie öfter, welche sehr sorgfältigen, eifrigen, feurigen, hitzigen Temperamentes sind, oder tückischen, boshaften, zornigen Gemütes."

Ignatia: „Ignatia hat eine botanische Verwandtschaft zu Nux vomica. Doch findet sich eine große Verschiedenheit, da schon der jeweilige Gemütszustand sehr abweicht. Ignatia passt nicht bei Personen, bei denen Zorn, Eifer und Heftigkeit herrscht. Ignatia kann aber passen, wo eine schnelle Abwechslung von Lustigkeit und Weinerlichkeit stattfinden, - vorausgesetzt, dass auch die übrigen Symptome in Ähnlichkeit vorhanden sind. Selbst in Hochpotenz gibt Ignatia ein Hauptmittel ab in Ärgernisfällen bei Personen, die nicht geneigt sind, in Heftigkeit auszubrechen oder sich zu rächen. Es sind Personen, welche die Kränkung in sich verschließen, bei denen die Erinnerung anhaltend in ihrem Gemüt zu nagen pflegt, und so auch vorzüglich gegen Krankheitszustände, die von Gram erzeugenden Vorfällen entstehen."

Da in den großen homöopathischen Arzneimittellehren sämtliche über den Zeitraum von fast 200 Jahren hinweg gemachten wichtigen Beobachtungen und Erfahrungen zusammengefasst und immer wieder ergänzt wurden, verfügen die Homöopathen heute über eine derart umfangreiche Kenntnis der einzelnen Mittel, dass man ihre steckbriefähnlichen Beschreibungen zu Recht auch als „Arzneimittelbilder" oder „Arzneimittelporträts" bezeichnet. Je mehr man sich mit ihnen vertraut macht, desto deutlicher erkennt man, dass tatsächlich ein jedes von ihnen ganz bestimmte, nur ihm eigene charakteristische Züge besitzt, wodurch

18

es sich tatsächlich - trotz manchmal recht zahlreicher überlappender Merkmale - von allen anderen Mitteln in unverwechselbarer Weise unterscheidet.

Über Arzneimittelbilder und bestimmte Arzneimitteltypen hatte ich zwar auf meinen ersten Fortbildungslehrgängen für Homöopathie sowie durch das Studium von Fachbücher schon mancherlei erfahren. Doch grau ist alle Theorie! Und es ist nicht selten ein überraschendes, einschneidendes Erlebnis, wenn sich rein theoretische Vorstellungen urplötzlich mit Leben füllen! Erfreulicherweise hatte ich bei meinem Einstieg in die Homöopathie innerhalb kurzer Zeit gleich zwei solcher Schlüssel-Erlebnisse:

Zum einen, als ich zum ersten Mal in aller Deutlichkeit in der Gesamt-symptomatik eines Katzenpatienten (Fallbeispiel Nr.1) das Arzneimittel-bild von Cantharis wahrnehmen und mit diesem Mittel den bis dahin nach schulmedizinischen Gesichtspunkten eine Woche lang erfolglos behandelten kleinen Vierbeiner innerhalb nur weniger Stunden sanft, schnell, sicher und dauerhaft von seinen Beschwerden befreien konnte.

Zum anderen, als ich während einer Bahnfahrt völlig unerwartet einem Menschen begegnete, welcher durch sein ganzes Erscheinungsbild und seine spontanen Äußerungen in einer für mich geradezu verblüffenden Weise ein mir bereits bekanntes Arzneimittelbild verkörperte:

Von einem Bad Brückenauer Fortbildungslehrgang kommend, erwischte ich auf der Heimfahrt ein leeres Zugabteil und war mit mir und der Welt rundherum zufrieden. Mir stand eine gut zweistündige Reise bevor und ich freute mich darauf, die vergangenen Tage in Ruhe ein wenig nach-erleben und die neu erstandenen Fachbücher „anlesen" zu können.

Doch schon an der nächsten Haltestelle wurde die Tür zu meinem Abteil von einer Dame mittleren Alters nach einigen hektischen erfolglosen Rucken unsanft aufgeschoben. Als ich ihre mehr rhetorische Frage: „Sind diese Plätze hier noch frei?" zu meinem Bedauern mit einem bejahenden Kopfnicken beantworten musste, folgte ein erfreutes „Gott sei Dank! Wissen Sie, wenn man eine längere Bahnfahrt vor sich hat, ist man froh, einen Fensterplatz zu erwischen. Wohin reisen *Sie* denn (meine Reisebegleiterin hatte mährend des Redens mir gegenüber Platz genommen)? Nach Bad Godesberg? Da bin ich mit meinem verstorbenen Mann auch schon einmal für ein paar Tage gewesen. Es war wirklich ein sehr schönes Hotel, in dem wir damals gastiert haben! Der Service war dort ausgezeichnet! Nur das Wetter war ganz hundsmiserabel: Regen, Regen und nochmals Regen! Aber mein Mann pflegte, wenn irgendetwas nicht so war, wie wir uns das vorgestellt hatten, stets zu sagen: ´Kindchen, man muss im Leben immer aus allem das Beste machen!´“

Ich nickte zustimmend und verschanzte mich rasch hinter einem meiner Bücher, um eine weitere Unterhaltung abzublocken, nach der mir an diesem Tag einfach nicht zumute war.

Doch meine Reisebegleiterin schien das nicht im Geringsten zu stören. „Jetzt bin ich schon seit sieben Jahre Witwe. Dabei schien mein Mann so ein Ausbund von Gesundheit zu sein! Doch dann kamen die Schmerzen mitten in der Nacht! Gott sei Dank war meine ältere Schwester gerade da, ich habe nämlich zwei. Da sie kurz zuvor geschieden worden war, hatten wir sie für ein paar Tage zu uns geholt. Mit so einer Scheidung ist das ja immer so eine Sache. Wir sind nämlich eine streng katholische Familie, wissen Sie! Mein Schwager war aber auch unmöglich...“

Ich hörte schon gar nicht mehr richtig hin und überlegte, ob ich nicht in ein anderes Zugabteil überwechseln sollte, denn dieser permanente Redefluss war ja kaum zu ertragen. *Redefluss?* Natürlich! Das war das Stichwort!

Zu den Arzneimitteln, welche uns von den Bad Brückenauer Dozenten während des Fortbildungslehrgangs vorgestellt worden waren, hatte auch Lachesis gezählt, und ich hörte im Geiste wieder Herrn Dr. Gawliks Warnung: „Bestellen Sie eine Lachesis-Patientin immer nur zum Ende Ihrer Sprechstunde und nie zum Sprechstundenbeginn! Sonst kann es Ihnen passieren, dass sie nach zwei Stunden - trotz der verzweifelten Gesten Ihrer Sprechstundenhilfen - immer noch pausenlos redend vor Ihnen sitzt, denn *die Logorrhoe, der permanente Redefluss von Lachesis ist einfach nicht zu bremsen!“*

Urplötzlich war mein homöopathisches Interesse geweckt! Ich legte meine Bücher endgültig zur Seite und was jetzt kam, war für mich spannender als jeder Krimi und bewirkte, dass die Fahrzeit wie im Fluge verging! Nicht weil mich das Geschwätz meiner Reisebegleiterin über ihr Privatleben interessiert hätte, sondern weil ich nunmehr darauf aus war, mit geradezu detektivischem Spürsinn vielleicht noch weitere *Lachesis-Symptome* zu entdecken.

Ich brauchte auch nicht lange zu warten. Mein Gegenüber sprach gerade von ihrer Schwiegertochter, die offensichtlich einen Keil zwischen sie und ihrem Sohn zu treiben versuche, wobei aus den Worten meiner Reisegefährtin die *Eifersucht* überdeutlich herausklang und auch das *Misstrauen* gegenüber dieser Person nicht zu überhören war. Das gestörte Verhältnis zu ihrem Sohn sei vermutlich auch daran schuld, dass sie jetzt so schlecht schlafe. In letzter Zeit träume sie immer so schlimme Dinge. *Oft wache sie unmittelbar nach dem Einschlafen wieder auf. Vor diesem Aufwachen habe sie immer Angst, denn dann seien ihre Kopfschmerzen, an denen sie seit längerer Zeit leide, stets ganz besonders schlimm. Genauso sei es morgens nach dem Aufwachen. Auch ihr Knie* (sie deutete dabei auf *ihr linkes Knie*) *mache ihr dann immer mehr zu schaffen...*

In der nächsten Stunde brachte ihre Redeflut (ich kannte inzwischen ihre ganze Familiengeschichte) leider kein homöopathisches „Goldkorn" mehr zutage. *Allerdings sprach sie auch in dieser ganzen Zeit immer nur von sich selbst, wobei sie ständig auf irgendein von ihr selbst gegebenes Stichwort hin von einem Thema zum anderen sprang.* Als meine Reisebegleiterin wieder einmal tief Luft holen musste, fragte ich sie, wo sie denn am liebsten ihren Urlaub verbringen würde? *Sonne habe sie noch nie gut vertragen können,* lautete die Antwort, weshalb sie beispielsweise auch nicht nach Teneriffa fliege, obwohl ihre Freundin, von deren Unfall sie mir ja vorhin erzählt habe, so begeistert davon sei. *Sie fühle sich in einem etwas kühleren Klima wohler.* Letztes Jahr sei sie mit ihrer jüngsten Schwester, der aus Koblenz, für zwei Wochen am Meer, an der Nordsee, gewesen. Allerdings hätten sie es wettermäßig schlecht angetroffen gehabt, denn es sei ausgerechnet zu dieser Zeit dort ungewöhnlich kalt und ruppig gewesen. Auf meinen zugegebenermaßen etwas listigen Einwurf, gegen Wind und Kälte könne man sich ja glücklicherweise durch einen warmen Rollkragenpullover oder einen festgebundenen Schal schützen, wehrte sie dies heftig ab: *„Ich, und Rollkragenpullover! Rollkragenpullover oder sonst was Enges kann ich überhaupt nicht vertragen, dann meine ich nämlich ersticken zu müssen!"*

In diesem Moment näherten wir uns ihrem Zielbahnhof. Mein Vis-à-vis stand *hastig* auf, *legte sich locker einen dünnen Schal um,* zog den Mantel über ihr *tief ausgeschnittenes Kleid,* wünschte mir eine angenehme Weiterfahrt und entschwand. Ich schaute ihr schmunzelnd durchs Fenster nach und konnte, als der Zug anfuhr, gerade noch wahrnehmen, wie sie, auf zwei ältere Damen zustürzend, diese zur Begrüßung mit einem *Wortschwall* förmlich überschüttete.

Mein so unerwartetes Reiseerlebnis hatte mich enorm beeindruckt! War ich doch zum ersten Mal ganz bewusst einem Menschen begegnet, welcher in einer für mich verblüffenden Weise das Arzneimittelbild von Lachesis verkörperte und theoretisch Angelerntes lebendig werden ließ. Würde diese Dame einen Homöopathen zu Rate ziehen, würde dieser, davon war ich in diesem Moment überzeugt, ihr in mancherlei Hinsicht helfen können, wobei Lachesis mit Sicherheit eine übergeordnete Rolle spielen würde.

Nunmehr alleine im Abteil, nahm ich wiederum meine neu erstandenen Bücher zur Hand und begann - wie konnte es anders sein - das Arzneimittelbild von Lachesis in den Arzneimittellehren von Barthel und Mezger noch einmal intensiv und in aller Ruhe zu studieren:

Ausschnitte aus dem Arzneimittelbild von **Lachesis**
(Schlangengift von der Viper Lachesis muta)

* *Barthel, H. (Nr.1, S.216, 239 u.242):*
  Geschwätzigkeit; springt schnell von einem Thema zum anderen
  Spricht in Gesellschaft immer von sich selbst
  Eifersucht
  Beschwerden von Eifersucht
  Tadelt andere
  Empfindlich gegen Kleiderdruck
  Atemnot bei Berührung des Kehlkopfes

Verschlechterung nach dem Schlaf
Schwäche in der Sommerhitze
Schwäche der linken Seite

- *Mezger, J. (Nr.19, Bd.V, S.197-201):*
  besondere submanische Redseligkeit
  mißtrauisch
  ungewöhnliche, fast wahnsinnige Eifersucht
  Argwohn
  Beschwerden von Eifersucht
  plötzliches Aufschrecken beim Übergang in den Schlafzustand
  plötzliches Aufschrecken beim Einschlafen mit Erstickungsgefühl
  kongestive Kopfschmerzen im Klimakterium
  Verschlimmerung der meisten Beschwerden beim Erwachen aus dem
  Schlaf
  der Patient schläft sich in die Verschlimmerung hinein
  Verschlimmerung in der Sonne
  überhaupt von strahlender Wärme
  kann nichts Festes um den Hals vertragen
  starkes Beengungsgefühl, besonders am Hals
  neuro-muskuläre Schwäche der linken Seite
  Gliederschmerzen sind überwiegend links

Wie man sieht, spielt die Art und Weise, wie ein Patient in der Praxis
auftritt und wie er auf seine Beschwerden reagiert, für den Homöopathen eine wichtige Rolle. Ist doch Aussehen, Haltung und Verhalten,
Ausstrahlung, Mimik, Gestik, Sprache und Stimme, kurz die gesamte
Körpersprache von Mensch oder Tier nicht nur Ausdruck seiner mo-
mentanen inneren Verfassung, sondern immer auch ein Spiegelbild
seiner individuellen zum Teil ererbten und zum Teil erworbenen
Konstitution.
Wenn konstitutionell bedingte, zuvor angemessene körperliche und
seelische Reaktionen über das Ziel hinausschießen und überheftig und
pathologisch werden, vermag – so hatte ich in Bad Brückenau erfahren -
eine konstitutionelle homöopathische Therapie, also die Therapie mit
dem zu dem jeweiligen Patiententyp passenden Konstitutionsmittel, sehr
häufig regulierend einzugreifen.

Es ist immer wieder überraschend zu erkennen, wie große Dichter und Schriftsteller des Altertums oder der Gegenwart auf Grund ihrer Beobachtungsgabe und Menschenkenntnis - ohne etwas von homöopathischen Arzneimittelbildern zu wissen - in ihren Werken einzelne Menschen beschreiben, deren Gesamtsymptomatik der Arzneisymptomatik eines ganz bestimmten homöopathischen Mittels in geradezu erstaunlicher Wiese entspricht.

Wer kennt nicht die Geschichte von Max und Moritz, in welcher Wilhelm Busch, dieser so meisterhaft dichtende und zeichnende Schriftsteller, die Streiche von zwei bösen Buben beschreibt! Eines Tages wollen sie dem fleißigen aber sensiblen Schneidermeister Böck eins auswischen. Sie sägen heimlich einen schmalen Holzsteg an, welcher in der Nähe von Böckens Haus über ein Gewässer führt, um dann lauthals aus sicherer Entfernung zu rufen:

> "He, heraus! du Ziegen-Böck!
> Schneider, Schneider, meck, meck, meck!!"

Und weiter heißt es bei Böck:

> "Alles konnte Böck ertragen
> ohne nur ein Wort zu sagen;
> aber wenn er dies erfuhr,
> ging's ihm wider die Natur."

Entrüstet stürmt Böck voller Zorn und Ärger, eine Elle schwingend, auf die beiden Bösewichte zu. Doch bevor er sie erreichen kann, bricht die Brücke unter ihm zusammen und er fällt vor den Augen der spottenden Buben ins Wasser.

Da des Dichters Verse - ohne die seine Worte aufs Anschaulichste ergänzenden Illustrationen - das, was nach Böckens Sturz ins kalte Nass geschieht, nur unvollkommen wiedergeben und vielleicht nicht jeder sich erinnert, wie die ganze Geschichte weitergeht, habe ich mir erlaubt, die Fortsetzung dieser Story einmal „frei nach Wilhelm Busch" in Reimform zusammenzufassen:

Nach Ärger fiel mit großem Schreck
ins kalte Nass der arme Böck!
Drauf krampft's und kneift's in seinem Bauch,
drum krümmt er sich nach vorne auch
und dreht und windet sich umher,
bis wieder ist zu Hause er.
Dort hängt er sich, nicht grad' bequem,
schnell über eines Stuhles Lehn',
denn der Druck auf seinen Magen
hilft die Schmerzen zu ertragen.
Da auch des Ofens Wärm' ihn lockt,
der Böck sich bald auf diesen hockt.
Obwohl er keine Mühe scheut:
der heft'ge Schmerz, er kommt erneut!

Doch - sicher nicht zum ersten Mal -
versteht zu lindern seine Qual
sein liebes Weib, das mit Bedacht
ein Bügeleisen heiß schnell macht.
Dann drückt sie es, Gott sei gelobt,
grad' als der Schmerz am ärgsten tobt,
voll Kraft, wie es wohl derzeit Sitte,
auf Böckens kalte Leibesmitte.
Es rührt sie nicht sein Weh und Ach!
Sie weiß, die Krämpfe lassen nach.
Es braucht halt eben seine Zeit,
bis so ein Mensch vom Schmerz befreit.

Eigene zusätzliche Anmerkung:

Bleibt anzumerken nur geschwind:
Sie wußt' noch nichts von Koloquint,
dem Pflänzlein, das in solchen Fäll
bringt Linderung stets auf der Stell',
wenn man sich krümmen muss vor Schmerz
und hierbei oft - ganz ohne Scherz! -
nur Zorn und Ärger sind der Grund,
weshalb der Mensch nicht mehr gesund

und Druck und Wärme mal für mal
beenden rasch die große Qual.

Wenn wir uns in den Arzneimittellehren von H.Barthel, der Deutschen Homöopathie-Union und E.B.Nash die Beschreibung der wichtigsten Züge des an gesunden Probanden hervorgerufenen Vergiftungsbildes der Koloquinte anschauen und auch die besonderen Anlässe, welche bei entsprechend veranlagten Menschen die typische Symptomatik dieses Mittels zu provozieren in der Lage sind, so finden wir dort u.a. die folgenden Aussagen:

Ausschnitte aus dem Arzneimittelbild von **Colocynthis** (Koloquinte)

- *Barthel, H. (Nr.1, S. 151):*

  Beschwerden infolge von Entrüstung, Geringschätzung, Verachtung durch andere,
  Demütigung, Kummer, Zorn, Ärger
  Durch Schmerzen: Jammer
  Muss sich krümmen
  Beugen bessert Schmerzen
  Harter Druck bessert

- *Deutsche Homöopathie- Union (Nr.6 , S. 115):*

  Unerträgliche Kolikschmerzen im Unterleib, die zu Zusammen-krümmen zwingen
  Besser durch Gegendruck auf den Leib, durch Ruhe und Wärme

- *Nash, E.,B. (Nr.20 , S. 287):*

  Die Kolik von Colocynthis ist furchtbar und nur erträglich durch Zusammenkrümmen oder durch Druck von etwas Hartem gegen den Bauch. Er lehnt sich über Stühle, über den Tisch oder den Bettpfosten, um sich Linderung zu verschaffen Die Schmerzen sind krampfartiger Natur

Wie man sieht, scheint das in den Arzneimittellehren beschriebene Arzneimittelbild von Colocynthis förmlich in die Gestalt des Schneidermeisters geschlüpft und dort zum Leben erwacht zu sein! Können wir doch in Böckens Gesamtsymptomenbild (also sowohl auf seiner Körper- als auch auf seiner Geist- und Gemütsebene) alle auffallenden und absonderlichen Symptome dieses Mittels mitsamt ihren für Colocynthis typischen Modalitäten ohne Schwierigkeiten wiederfinden.

Und genau um diese Ähnlichkeit geht es, wenn Hahnemann in dem so wichtigen § 153 seines Organon (Nr.12) - etwas verkürzt wiedergegeben - schreibt: „Bei der Aufsuchung eines homöopathisch specifischen Heilmittels sind die *auffallenden, sonderlichen, ungewöhnlichen* und *eigenheitlichen* (charakteristischen) Zeichen und Symptome des Krankheitsfalles besonders und fast einzig fest ins Auge zu fassen; denn *vorzüglich diesen müssen sehr ähnliche in der Symptomenreihe der gesuchten Arznei entsprechen....*"

Heute verfügen homöopathisch therapierende Ärzte über ein derart umfangreiches Wissen hinsichtlich der seit Hahnemanns Zeiten zur Anwendung kommenden homöopathischen Einzelmittel und ihrer möglichen Wirkung auf Körper, Geist und Gemüt, dass erfahrene Homöopathen die Reaktionen ihrer Patienten auf die von ihnen verordneten Mittel genau einschätzen können. Sie verfügen somit über Erkenntnisse, von denen konventionell therapierende Ärzte im Hinblick auf die kaum noch zu überschauende Anzahl der ständig neu auf dem Pharmamarkt erscheinenden Mittel mit ihren beträchtlichen und zum Teil äußerst gefährlichen Nebenwirkungen nur träumen können.

Wie aus den Ausführungen Hahnemanns zu ersehen ist, gehen Schulmedizin und Homöopathie bei ihrer Arzneimittelfindung und hinsichtlich der Wirkungsweise der von ihnen zur Behandlung eingesetzten Mittel völlig konträre Wege.

Während wir es bei der ersteren vorwiegend mit einer reinen Indikationstherapie zu tun haben, bei deren Ausübung man - von einigen Ausnahmen wie Substitutionstherapien einmal abgesehen - vor allem bemüht ist, die pathognomonischen Symptome der jeweils diagnostizierten Krankheit mit allopathischen Arzneien (also mit konträr wirkenden Mitteln wie z.B. Antitussiva, Antirheumatika, Antipyretica, Antitussiva, Antidolorosa und dergleichen) zu beheben, werden im Gegensatz hierzu in der Homöopathie ausschließlich Heilmittel verwendet, welche in der Lage sind, bei gesunden Probanden ein ganz ähnliches Krankheitsbild zu erzeugen, wie das, an denen der jeweilige Patient gerade leidet.

Im § 26 seines Organon (Nr.12, S.81) versucht Hahnemann die Wirkungsweise der homöopathischen Arzneien sinngemäß wie folgt zu begründen: „Dieß beruht auf jenem zwar hie und da geahneten, aber bisher nicht anerkannten, aller wahren Heilung von jeher zum Grunde liegenden homöopathischen Naturgesetze: *Eine schwächere dynamische Affection wird im lebenden Organism von einer stärkeren dauerhaft ausgelöscht, wenn diese (der Art nach von ihr abweichend) jener sehr ähnlich in ihrer Aeußerung ist.*"

Nach diesem kleinen Exkurs nun wieder zurück zu Wilhelm Busch und seinem Meister Böck! Gar viele Menschen oder Tiere leiden an Koliken, deren Ursachen mannigfaltiger Art sein können. Zum Beispiel können derartige Bauchschmerzen ausgelöst werden durch Diätfehler, Durchfall, Verstopfung, Vergiftung und Kälteeinwirkung aber auch durch Entrüstung, Demütigung, Zorn, Ärger u.s.w. .

Obwohl die zur klinischen Diagnose „Magen-Darm-Kolik" führenden heftigen Bauchschmerzen (von graduellen Unterschieden abgesehen) bei allen diesen Patienten im Vordergrund stehen und das Krankheitsbild weitgehend bestimmen, lässt sich immer wieder beobachten, dass die meisten dieser Patienten auf ihr Leiden ganz individuell reagieren: Die einen verlangen nach einer Wärmeflasche, die anderen nach einem Eisbeutel. Die einen können nicht die geringste Berührung des Bauches vertragen, während bei den anderen gerade harter Gegendruck die Schmerzen lindert. Die einen fühlen sich nach dem Essen besser, die anderen schlechter. Die einen haben den Drang, sich ständig bewegen zu müssen, während die anderen in einem Zustand der Ruhe verharren. Die einen jammern und stöhnen, die anderen geben keinen Mucks von sich. Die einen wollen alleine gelassen werden, die anderen verlangen permanente Zuwendung. Die einen sind gereizter Stimmung, die anderen absolut teilnahmslos. Die einen verspüren ein ständiges, ungewohntes Durstgefühl, während die anderen jedes Getränk ablehnen. Die einen trinken, wenn sie trinken, stets große Mengen auf einmal, während die anderen sehr oft ganz kleine Schlucke zu sich nehmen.

28

Dies sind nur einige wenige Beispiele, um aufzuzeigen, wie verschieden-
artig sich Patienten trotz der gleichen klinischen Diagnose hinsichtlich
ihres Verhaltens und der Motalität ihrer Beschwerden dem Beobachter
darbieten können.

Unter den vielen möglichen Kolik-Varianten wird es unter den Kolik-
Patienten jedoch immer wieder einige geben, deren individuelle Gesamtsymptomatik in verblüffender Weise der des Meister Böck und somit
dem Arzneimittelbild von Colocynthis ähnelt, einem Mittel, welches in
der Lage ist, diese und nur diese (!) Patienten schnell, sanft und ohne
schädlichen Nebenwirkungen von ihren Schmerzen zu befreien.

Für das Vertrautwerden mit den einzelnen homöopathischen Arzneimittelbildern sind gute Fallbeispiele immer wieder wichtig! Für mich z.B.
ist das Arzneimittelbild von Colocynthis automatisch verknüpft mit dem
Bild des Meister Böck sowie der seiner Kolik zu Grunde liegenden Causa
und haftet daher, wie auch mein Lachesis-Erlebnis, ohne jedes mühe-
volle Rekapitulieren ein für allemal in meinem Gedächtnis!

Da sich die charakteristischen Züge eines Arzneimittelporträts durch
solche bildhaften Assoziationen nun einmal besser einprägen als eine
trockene Auflistung von Symptomen, habe ich in den nachfolgenden
Fallbeispielen versucht, die einzelnen Krankengeschichten der vierbeinigen und gefiederten Patienten so anschaulich wie möglich wiederzuge-
ben. Hierzu gehören die auslösende Veranlassung oder die tiefere Causa
der jeweiligen Erkrankung, die ihre Beschwerden individualisierenden
Modalitäten, das Umfeld der einzelnen Patienten und die mit den Tierbesitzern geführten Gespräche. Zum anderen war es mein Bestreben,
den Weg der einzelnen Arzneimittelfindungen für jeden nachvollziehbar
zu machen.

Manche Leser werden nun zu Recht fragen: Wie ist es möglich, dass man
sich als ausgelasteter Kleintierpraktiker nach Jahren noch an derart viele
Einzelheiten erinnern kann? Normalerweise hätte auch ich im Laufe der
Jahre die näheren Umstände der meisten Fälle natürlich längst vergessen!
Dass dem nicht so ist, habe ich vor allem Frau Dr. Veronica Carstens zu
verdanken. Gestattete sie mir doch, an ihren regelmäßig stattfindenden,

anfänglich nur für Humanmediziner gedachten „Homöopathie-Nachmittagen" teilzunehmen. Allerdings musste ich mich bereit erklären, hin und wieder etwas über die homöopathisch behandelten Fälle aus meiner tierärztlichen Praxis zu berichten, da derartige Referate für die übrigen Teilnehmer mit Sicherheit recht interessant seien. So kam es, dass ich auf ihren guten Rat hin von Anfang an neben den relativ knappen Karteikarteneintragungen die meisten der frisch erlebten, homöopathisch behandelten Fälle (soweit es sich um Einzelmittel-Behandlungen handelte) noch einmal gesondert in aller Ausführlichkeit dokumentierte. Diese Niederschriften ermöglichten es mir, im Nach-hinein auch lange zurückliegende Fälle jederzeit aufarbeiten zu können. Leider unterblieben in den späteren Jahren diese ausführlichen Doku-mentationen aus Zeitgründen immer häufiger, so dass manch ein inter-essanter Fall in Vergessenheit geriet.

Die folgenden Krankengeschichten sind so ausgewählt, dass sie gleich-sam einen Querschnitt der von mir dokumentierten und später ausgear-beiteten Fallbeispiele wiedergeben. Um einem möglichen Missverständ-nis vorzubeugen: Homöopathische Erfolgserlebnisse waren - zumindest zu Beginn meiner homöopathischen Tätigkeit - keineswegs die Regel. Das Angebot der veterinärhomöopathischen Fortbildungskurse und der entsprechenden Fachliteratur war damals noch nicht annähernd so umfangreich wie heute, so dass man als Tierarzt sein theoretisches Wissen überwiegend aus der humanmedizinischen Fachliteratur und aus den in Bad Brückenau und anderen Orts für Humanmediziner durch-geführten Homöopathie-Aufbaukursen beziehen musste.

Da ich, wie so manch anderer älterer Kollege auch, bei meinem Einstieg in die Homöopathie selbstredend keine Möglichkeit hatte, die Praxis für einen längeren Zeitraum zu schließen, um einem erfahrenen Homöo-pathen eine Zeit lang über die Schulter schauen zu können und somit meine ersten praktischen Homöopathie-Erfahrungen in der eigenen Praxis sammeln musste, waren grobe Fehler und Misserfolge sowie daraus resultierende Schwierigkeiten geradezu vorprogrammiert!

Gar manches Mal hätte ich mich voller Frust von der Homöopathie abgewandt, wenn sich nicht immer - gerade im richtigen Moment - ein unerwartetes Erfolgserlebnis eingestellt hätte, welches mich motivierte, mich noch intensiver mit der Lehre Hahnemanns und den einzelnen homöopathischen Arzneimittelbildern zu befassen.

Durch Misserfolge gewarnt, lernte ich nicht nur mein eigenes homöopathisches Können, sondern auch die Tierbesitzer hinsichtlich ihrer Beobachtungsgabe sowie ihrer Bereitschaft zur Mitarbeit besser einzuschätzen und ein Mittel nur dann zu verordnen, wenn ich mir einigermaßen sicher war, das heilende Simile tatsächlich gefunden zu haben.

Je mehr ich in der Folgezeit mit den einzelnen Arzneimittelbildern vertraut wurde, desto leichter fiel es mir, in der Gesamtsymptomatik eines Patienten ein ganz bestimmtes Arzneimittelbild wahrzunehmen. So minderte sich nach und nach die anfängliche Unsicherheit in der Arzneimittelfindung und die hierdurch vorhandene Scheu vor dieser für mich völlig neuen Therapieform. Auch fiel es mir mit zunehmender Erfahrung immer leichter, mich vom reinen Indikationsdenken zu lösen, die Grenzen sowohl der schulmedizinischen als auch der homöopathischen Heilmethode zu erkennen und ihre so unterschiedlichen therapeutischen Möglichkeiten in einer für meine Patienten optimalen Weise zu nutzen.

Fallbeispiele

Fallbeispiel Nr.1

Harnblasenentzündung bei einer Katze

Während eines Wochenend-Notdienstes wurde mir an einem Samstag-vormittag eine weibliche Katze mit dem folgenden Vorbericht vorgestellt:

Seit sechs Tagen - so ihr Besitzer - leide die Katze an einer schweren Harnblasenentzündung. Tag und Nacht renne sie immer wieder zu ihrem Katzenklo und hocke sich nieder, als ob sie Urin machen müsse. Trotz heftigen Pressens würde sie jedoch immer nur einige Tropfen Harn und manchmal sogar etwas Blut absetzen. Dabei gäbe sie immer wieder leise Klagelaute von sich. Auch nach dem Wasserlassen schienen sich die Beschwerden nicht zu bessern, denn die Katze fände einfach keine Ruhe und liefe ständig hin und her. Wenn sie sich wirklich einmal hinsetze oder hinlege, zeige das nervöse Zucken ihres Schwanzes, dass sie irgend etwas störe. Während sie sonst stets ruhig, liebebedürftig und schmuserig sei, wirke sie jetzt ruhelos, aufgeregt und gereizt. Als die Beschwerden angefangen hätten, sei er mit ihr sogleich zu seinem Haustierarzt gegangen. Der habe das Kätzchen gründlich untersucht und auch Röntgen-aufnahmen gemacht, um Blasensteine oder Harngries als mögliche Ursache der Beschwerden auszuschließen. Es sei jedoch nichts der-gleichen festzustellen gewesen. Daraufhin habe sein kleiner Vierbeiner anfänglich ein Antibiotikum und entkrampfende Medikamente erhalten und anschließend, als keine Besserung eingetreten sei, anstelle des Antibiotikums ein Sulfonamid injiziert bekommen. Leider habe auch das nicht geholfen. Zum Wochenende habe der Kollege ihm zur Linderung der Beschwerden Buscopan-Zäpfchen für Säuglinge mitgegeben. Seine Frau und er würden es jedoch nicht schaffen, die Zäpfchen einzuführen, da die Katze sich mit aller Gewalt gegen diese Manipulation wehre. Er sei zu mir gekommen, damit ich bis zum Wochenanfang das schmerz-stillende und entkrampfende Mittel wie bisher in Injektionsform geben könne.

Beim Anhören des Vorberichtes hatte ich überrascht festgestellt, dass das Symptomenbild, welches der Katzenbesitzer mir so anschaulich geschildert hatte, haargenau einem Arzneimittelbild entsprach, welches mir kurz zuvor auf meinem ersten homöopathische Fortbildungskurs in Bremen ausführlich vorgestellt worden war, dem Arzneimittelbild von Cantharis!

Ausschnitte aus dem Arzneimittelbild von **Cantharis vesicatoria** („Spanische Fliege" genannter Käfer):

- *Qualvoller, unerträglicher Drang Wasser zu lassen*

- *Der Urin geht nur tropfenweise ab*

- *Bisweilen etwas Blut im Urin*

- *Heftiges Brennen beim Urinieren, Stöhnen und Schreien bei jedem Tropfen*

- *Der Harndrang und der Schmerz bestehen auch nach dem Wasserlassen weiter*

- *Sobald sich auch nur die geringste Menge Harn in der Blase angesammelt hat, tritt der unwiderstehliche Drang wieder auf*

Da der vorbehandelnde Kollege, ein erfahrener Katzenpraktiker, vom schulmedizinischen Gesichtspunkt aus bereits alles getan hatte, was in einem solchen Fall möglich war, das Befinden des Tieres sich jedoch in keiner Weise gebessert hatte, bot mir dieser Fall eine geradezu ideale Gelegenheit, die Homöopathie auf die Probe zu stellen.

Glücklicherweise hatte ich mir nach der Bremer Tagung sofort einige der dort besprochenen Mittel bestellt. So auch Cantharis! Also verabreichte ich dem Kätzchen eine zerstoßene Cantharis D6-Tablette, welche es willig nahm, gab dem Katzenbesitzer weitere Tabletten mit und riet ihm, dem kleinen Patienten hiervon halbstündlich eine zu verabreichen. Falls sich jedoch der Zustand des Tieres deutlich bessere, solle er den zeitlichen Abstand zwischen den Arzneigaben vergrößern.

Zum Schluss bat ich ihn, mich jedenfalls am frühen Nachmittag einmal anzurufen, um zu berichten, wie es dem Kätzchen gehe. Da diese homöopathische Behandlung für mich ein reiner „Versuchsballon" war und ich mich für den mir anvertrauten Patienten voll verantwortlich fühlte, wollte ich mich absichern und erwartete diesen nachmittäglichen Anruf mit ungeduldiger Spannung, ganz darauf eingestellt, den Tierbesitzer noch einmal in meine Praxis zu bitten, um seinen Vierbeiner weiterhin allopathisch zu behandeln.

Der erwartete Anruf des Katzenbesitzers kam pünktlich. Der strahlende Klang seiner Stimme ließ erkennen, dass er Positives zu berichten hatte: Als er nach Hause gekommen sei und die Tür vom Transportkörbchen geöffnet habe, sei das Tier wie ein Blitz auf das Katzenklo gerannt und seine Frau habe bedrückt gemeint: „Ach du liebe Zeit! Jetzt geht das ganze Theater schon wieder los!" Doch dann sei alles ganz anders gekommen: Die Katze habe erstmals einen großen See gemacht, sei dann auf das Sofa gesprungen, habe sich auf ihrem dortigen Lieblingsplatz eingerollt und sei unmittelbar danach eingeschlafen. Jetzt schliefe sie immer noch tief und fest und böte ein so friedliches Bild, wie seine Frau und er es seit Tagen nicht mehr erlebt hätten. Er habe sie darum schlafen lassen. Sobald sie aufgewacht sei, werde er ihr natürlich die nächste Tablette eingeben.

Da ich der Homöopathie bis zu diesem Zeitpunkt immer noch äußerst kritisch gegenüberstand, wurde dieser kleine Fall für mich zu einem richtungsweisenden Schlüsselerlebnis.

Erstens ließ sich zu meiner Verwunderung im Symptomenbild dieses Kätzchens tatsächlich ein ganz bestimmtes homöopathisches Arzneimittelbild, nämlich das von Cantharis, erkennen.

Zweitens konnte ich erleben, wie dieser kleine Patient nach nur wenigen Gaben eines lediglich nach dem Ähnlichkeitsprinzip (und nicht auf Grund der klinischen Indikation „Zystitis") verordneten homöopathischen Mittels zu meinem großen Erstaunen schnell und - wie mir der vorbehandelnde, ebenfalls verwunderte Kollege bei unserem nächsten Treffen versicherte - dauerhaft gesundete.

Da dieser kleine Patient zuvor eine Woche lang nach den Regeln der Schulmedizin erfolglos mit Antibiotika, Sulfonamiden und Spasmolytika behandelt worden war, konnte dieser so prompte Heilerfolg mit Sicherheit kein purer Zufall sein, noch konnte er auf irgendeinem Placebo-Effekt beruhen!

Von den Möglichkeiten dieser so sanften Therapie-Form fasziniert, legte ich mir sehr bald weitere homöopathische Arzneien sowie diverse veterinär- und humanmedizinische, sich mit der Lehre Hahnemanns befassende Fachbücher zu und wartete gespannt auf den nächsten für eine homöopathische Behandlung geeigneten Fall, welcher auch nicht lange auf sich warten ließ.

Fallbeispiel Nr.2

„Freudentränen" bei einem Welpen

Bei diesem Patienten handelte es sich um einen kleinen Dackel, welcher mir etwa zwei Wochen nach meinem ersten homöopathischen Erfolgserlebnis mit folgenden Worten vorgestellt wurde:

„Jedes Mal wenn einer der Familienangehörigen nach Hause kommt oder wenn ein lieber Besuch erscheint, legt sich der vier Monate alte Rüde in Erwartung von Streicheleinheiten schwanzwedelnd auf den Rücken, wälzt sich dabei winselnd hin und her und macht gleichzeitig ein mehr oder minder großes Freudenbächlein, welches durch die flinken Wedelbewegungen des kleinen Dackelschwänzchens in alle Richtungen verspritzt wird."

In dem Buch von H. G. Wolff (Nr.29, S.141) „Unsere Hunde gesund durch Homöopathie" (meinem ersten und bei meinem Einstieg in die Homöopathie einzigen homöopathischen Fachbuch) fand ich zu meiner Freude in dem Kapitel „Blasenlähmung" das Stichwort. „Freudentränen bei Welpen". Als einziges Mittel wird hier Gelsemium angegeben, welches ich daraufhin - wie von Wolff vorgeschlagen - dem Vierbeiner in der D 6 verordnete.

Zwei Wochen später teilte mir die Hundebesitzerin mit, dass die homöopathischen Tabletten wunderbar geholfen hätten! Der kleine Kerl lege sich bei jeder Begrüßung zwar nach wie vor schwanzwedelnd und freudig winselnd auf den Rücken, ließe sich voller Wonne streicheln, bliebe jedoch zur Erleichterung der ihn liebkosenden Familienangehörigen und der Freunde des Hauses schon seit Tagen völlig „trocken".

Wie man sieht, war mir auch hier das sprichwörtliche Glück des Anfängers hold!

Im Besitz von diversen Arzneimittellehren und einiger Repertorien habe ich sehr viel später sämtliche von mir dokumentierten Fälle noch einmal aufgearbeitet, da es mich interessierte, ob die Arzneimittelsymptomatik der erfolgreich eingesetzten Homöopathika (welche ich anfänglich lediglich auf Grund bewährter Indikationen verordnet hatte) dem Gesamtsymptomenbild der einzelnen Patienten tatsächlich entsprach oder nicht.

So auch in diesem Fall. Da die Technik des Repertorisierens für das Verständnis der homöopathischen Heilmethode nicht von Belang ist, bin ich – um den Rahmen dieses Buches nicht zu sprengen – nur in drei Fallbeispielen (Nr.2, Nr.38 und Nr.48) auf diese Vorgehensweise näher eingegangen.

Repertorisationsbeispiel:

Keller v., G. und Künzli v. Fimmelsberg (Nr.13)

unter „Harnblase"

(Bd.III, S. 675) Entleerung unwillkürlich: (große Rubrik mit vielen kleinen Unterrubriken)
durch Erregung: **Gelsemium** als einziges Mittel!

Wie man sieht, kann in akuten Fällen ein so kleiner im Repertorium befindlicher Vermerk unmittelbar zum Simile führen.

Ausschnitte aus dem Arzneimittelbild von **Gelsemium semper virens** (Falscher Jasmin)

- *Barthel, H. (Nr.1, S. 178-180):*

  Gemüt: Beschwerden infolge von Erwartungsspannung;
  von Furcht,
  von Gefühlserregung
  Harnorgane: Unwillkürlicher Abgang bei Erregung

Fallbeispiel Nr.3

Fistelbildung bei einem Bussard

Anlässlich einer Katzenbehandlung erzählte mir eine Dame, dass sie auf ihrer Greifvogel-Pflegestation einen Bussard hätten, welcher seit längerer Zeit eine kleine, dünnflüssiges Sekret absondernde Wunde am Ständer habe, die sich einfach nicht schließen wolle. Der die Großtiere und die Greifvögel behandelnde Kollege habe den Vogel bisher mit Antibiotika behandelt. Doch jetzt wisse auch er offensichtlich nicht mehr weiter.

Wenn wir in den verschiedenen Arzneimittellehren die Beschreibungen des Arzneimittelbildes von Silicea durchlesen, so finden wir dort neben anderen wichtigen Silicea-Symptomen in fast allen Büchern einen Hinweis auf seine hilfreiche Wirkung bei Fisteln jeder Art.

Auf Grund dieser so bewährten Indikation erhielt die Katzenbesitzerin mehrere Silicea D6-Tabletten mit der Anweisung, dem Greifvogel 3 mal täglich eine Tablette mit der Atzung zu verabreichen.

Als jene Dame nach einigen Wochen wieder einmal wegen ihrer Katze in meiner Praxis erschien, erzählte sie mir, dass sich die Wunde des Bussards sehr schnell innerhalb von nur wenigen Tagen geschlossen habe und der Greifvogel inzwischen in die Freiheit habe entlassen werden können.

Ausschnitte aus dem Arzneimittelbild von **Silicea terra** (Kieselsäure)

* *Boericke, W. u. O.E. (Nr.2, S. 513):*

  langdauernde Eiterungen und Fistelgänge

* *Mezger, J. (Nr.19, Bd.II, S. 1323):*

  Eines der wichtigsten Mittel ist die Kieselsäure bei Eiterungs-
  prozessen
  Silicea ist jedoch nicht das Mittel auf dem Höhepunkt der Eiterung,
  sondern wird dann gewählt, wenn sich nach Eröffnung der Eiterung
  infolge einer Schwächung des Bindegwebes eine schlechte
  Heiltendenz zeigt.

- *Wellmer, W. (Nr.27, S. 183):*

  Fisteln aller Art, das klassische Fistelmittel.
  Analfisteln, Sequestereiterungen,
  Fremdkörpereiterungen

- *Zimmermann, W. (Nr.31, S. 280):*

  Folgen von chronischen Eiterungen vorwiegend des Bindegewebes
  und der Knochen
  Fisteln mit dünnflüssigem Sekret

Fallbeispiel Nr.4

Stockmauser bei einem Wellensittich

Dieser Wellensittich zählte ebenfalls zu den ersten von mir homöopathisch behandelten Patienten. Er wurde mir im Oktober 1984 mit dem
folgenden Vorbericht vorgestellt:
Der Vogel sei seit Monaten in der Stockmauser und inzwischen - wie
man sähe - bereits halbnackt. Er picke ständig nervös an sich herum und
zupfe sich dabei hin und wieder auch Federn aus. Er habe von einem
anderen Tierarzt zwar schon jede Menge Vitamine erhalten sowie eine
Hormoninjektion und sei auf dessen Anweisung an den schon völlig
kahlen Stellen mit einer cortisonhaltigen Creme eingerieben worden. Es
habe aber alles nicht geholfen! Der Vogel würde immer kahler, habe seit
fast einer Woche auch noch Durchfall und sei in den letzten Tagen bei
weitem nicht mehr so lebhaft wie früher.

Bei der sogenannten „Stockmauser" handelt es sich um einen kontinuier-
lichen Ausfall von Federn, der mit leichtem Juckreiz im Federkleid, mit
Federzupfen und evtl. mit einer starken Nervosität des Vogels verbun-
den sein kann. Als Ursache der Stockmauser werden, wenn Ektoparasi-
ten, Vitaminmangelsituationen, die „französische Mauser" und psychische Störungen ausgeschlossen werden können, entweder hormonelle
Störungen oder Stoffwechselstörungen der Leber und der Niere
vermutet.

Da der Vogel ob seiner Kahlheit zwar jämmerlich aussah, aber andererseits einen wohlgenährten, eher fetten Eindruck machte, verordnete ich
ihm eine knappe Mischkost und ließ die Kolbenhirse sowie alle übrigen
Aufbau- und Stärkungsmittel von seinem Futterplan streichen. Schließlich gab ich der Vogelbesitzerin versuchsweise noch ein kleines Fläschchen Sulphur C30 Tropfen mit und wies sie an, hiervon täglich 10 Tropfen in das vorher zu erneuernde Trinkwasser zu geben. Wieso ich auf
Sulphur kam? Ganz einfach: Mir war eingefallen, dass laut Packungs-
beilage der Herstellerfirma sich dieses Mittel bei der Stockmauser sehr
bewährt haben soll. Und ich hatte Erfolg mit dieser Therapie!

40

Vier Tage nach Behandlungsbeginn wurde mir von der Vogelbesitzerin mitgeteilt, dass der Sittich sich nur wenige Stunden nach den ersten homöopathischen Tropfen bereits deutlich wohler gefühlt habe. Auch der Kot sei einen Tag später schon wieder fast normal gewesen. Heute seien - sie habe das zuerst gar nicht glauben wollen - am Hals und an der Brust erste neue Federkielspitzen zu sehen! Daraufhin ließ ich die Tropfen absetzen.

Elf Tage nach Behandlungsbeginn erfuhr ich, dass der Wellensittich plötzlich nun ganz weißen, zementartigen Kot absetze. Das habe er allerdings ganz früher auch schon einmal getan und sei wegen dieser Symptome überhaupt erstmals von einem Tierarzt behandelt worden. Im Gegensatz zu damals fühle der Vogel sich diesmal aber sehr wohl dabei! Er picke sich übrigens überhaupt nicht mehr und ließe auch die jetzt überall mit Macht nachwachsenden Federn völlig in Ruhe.

Zum besseren Verständnis hier eine kurze Anmerkung für Nicht-Veterinäre: Im Gegensatz zu den meisten Säugetieren werden bei den Vögeln die stickstoffhaltigen Abbauprodukte des Eiweißstoffwechsels nicht in Form von *Harnstoff*, sondern in Form von *Harnsäure* über die harnableitenden Wege mit dem Harn in die Kloake befördert und von dort zusammen mit dem Kot ausgeschieden. Sie stellt eine weiße, kreidige Substanz dar und ist der Grund, weshalb die normalerweise dunklen Vogelhäufchen mit einem weißen „Klecks" versehen sind. Ein Überschuss an Harnsäure (also eine Stoffwechselstörung!), hat zumeist eine anomale mehr oder minder massive Harnsäureausscheidung über die Nieren (Nierengicht) zur Folge. Sie kann aber auch dazu führen, dass das zu Viel an Harnsäure in Form von harten „Harnsäure-Knötchen" in den Eingeweiden oder in den Gelenken abgelagert wird (Eingeweide- oder Gelenkgicht). Bei der Nierengicht (und um eine solche handelte es sich auf Grund der beschriebenen Symptome bei dem Wellensittich) können die Ausführungsgänge der Harnleiter durch das Überangebot an Harnsäure manchmal prall mit einer weißen, schleimigen, vorwiegend aus Harnsäure bestehenden Masse gefüllt sein. Im weiteren Krankheits-verlauf trocknet diese Masse häufig ein, wird hart und bröckelig. Dies erklärt, warum die Ausscheidungen der an Gelenkgicht erkrankten Vögel tatsächlich eine den Beobachtungen der Wellensittich-Besitzerin entsprechende „zementartige" Farbe und Konsistenz erhalten können.

Da ihr Anruf erst Freitag nachmittags erfolgte, meine Freitagabend-Sprechstunde immer sehr gut besucht wurde und das Allgemeinbefinden des Vogels in keiner Weise gestört war, riet ich meiner Gesprächspartnerin, erst einmal gar nichts zu unternehmen, abzuwarten und mit dem Wellensittich am kommenden Montag in die Sprechstunde zu kommen, da sie dann nicht so lange warten müsse.

Aus homöopathischer Sicht war dieses Abwarten natürlich das einzig Richtige! Davon hatte ich jedoch - als unerfahrener Homöopathie-Neuling - damals keine Ahnung. Am Wochenanfang erfuhr ich zu meinem großen Erstaunen, dass sich der Kot des Vogels über das Wochenende völlig normalisiert habe und ein In-die-Praxis-Kommen daher nicht mehr von Nöten sei.

Vier Wochen nach Behandlungsbeginn teilte mir die Besitzerin des kleinen Patienten überglücklich mit, dass der Wellensittich putzmunter sei und sich einer kompletten neuen Federpracht erfreue!

Wie man sieht, handelte es sich bei dieser Sulphur-Therapie keinesfalls um ein „wohlüberlegtes homöopathisches Handeln" im Sinne Hahnemanns, das zur Heilung des kleinen Patienten führte, sondern lediglich um das sprichwörtliche „Glück des Anfängers", welches aber so ungemein wichtig ist! Denn erst diese eigenen, anfänglich uns selber oft verblüffenden homöopathischen Erfolgserlebnisse (vor allem nach einer vorausgegangenen erfolglosen allopathischen Behandlung) sind es ja, die uns später trotz vieler Fehlschläge immer wieder motivieren, nicht zu verzagen und unsere Bemühungen auf dem Gebiet der Homöopathie kontinuierlich fortzusetzen.

Umso interessanter ist es, einen solchen Fall später einmal - wenn man sich mit den diversen Arzneimittelbildern und mit der Methodik der Homöopathie vertraut gemacht hat, aufzuarbeiten. Dies habe ich auch hier gemacht und dabei festgestellt, dass dieser „so kleine Fall" sehr viel Überraschendes zu bieten hat!

Ausschnitte aus dem Arzneimittelbild von **Sulphur lotum**
(Schwefelblüte)

- *Stauffer, K. (Nr.25, S. 629-634):*

  Konstitutions- und Stoffwechselmittel, wirkt umstimmend und
  anregend
  harnsaure Diathese, Rheuma, Gicht
  unheilbare Haut mit Jucken und Brennen, Haarausfall
  nervös, reizbar
  Es werden die Ausscheidungsorgane, besonders Leber, Nieren und
  Haut in erhöhte Tätigkeit gebracht und Kohlenstoff und Stickstoff aus
  dem Körper entfernt, jene Stoffe, durch deren Anhäufung im
  Organismus alle Sulphursymptome hervorgerufen werden

- *Zimmermann, W. (Nr.31, S. 294):*

  Hautleiden verschiedener Art und Form mit Brennen und Jucken,
  Folgeerkrankungen
  nach Cortisonbehandlungen, Urikaemie

Es zeigt sich also, das dieser bei dem kleinen Vogel erzielte Heilerfolg
keinem puren Zufall zu verdanken war, sondern dass Sulphur (auf
Grund seines mit der Krankensymptomatik des kleinen Vogels übereinstimmenden Arzneimittelbildes und seiner Fähigkeit, den Stoffwechsel
umzustimmen bzw. anzuregen und auch Folgeerkrankungen nach
Cortisonbehandlungen günstig zu beeinflussen) in diesem Krankheitsfall
das wirklich passende Mittel war, welches sich späterhin in meiner Praxis
bei ähnlich gelagerten Stockmauserfällen noch mehrfach bewährt hat.

Außerdem wurde mir bei dem nachträglichen Aufarbeiten dieses viele
Jahre zurückliegenden kleinen Falles zu meinem Erstaunen bewusst, dass
der Heilungsvorgang bei diesem so winzigen befiederten Patienten den
sogenannten „Hering`schen Regeln" folgte.

Konstantin Hering, ein Schüler Hahnemanns, hatte im Laufe vieler
Praxisjahre nämlich beobachtet, dass die Heilung seiner homöopathisch
behandelten chronisch kranken Patienten vielfach in einer ganz
bestimmten Weise ablief:

1. Die Heilung fand von innen nach außen statt
2. Die Heilung erfolgte von oben nach unten
3. Die Krankheitssymptome verschwanden in der umgekehrten Reihenfolge, wie sie aufgetreten waren

Eigenartigerweise habe ich bei keinem meiner chronisch-kranken Patienten den Heilungsvorgang während einer homöopathischen Behandlung so deutlich nach den von Hering beobachteten Regeln ablaufen sehen wie bei diesem kleinen Wellensittich! Wurde hier doch tatsächlich der gesamte Krankheitsverlauf, einem Film gleich, zurückgespult:

Das erst ganz zum Schluss gestörte Allgemeinbefinden besserte sich als Erstes.

Dann verschwand der Durchfall, nach dessen Auftreten sich das Allgemeinbefindens des Vogels so verschlechtert hatte.

Kurz darauf wurden die ersten Federkiele sichtbar und der Juckreiz verschwand.

In der Folgezeit wuchs das Gefieder kontinuierlich weiter und entwickelte sich zur Freude der Vogelbesitzerin zu einer regelrechten Federpracht. Allerdings traten während dieser Zeit des Federsprießens noch einmal kurzfristig die Erscheinungen der Nierengicht auf, der Stoffwechselstörung, mit der das gesamte Krankheitsgeschehen ursprünglich angefangen hatte.

Fallbeispiel Nr.5

Entwicklungsstörung bei einem Katzenwelpen

Eine besorgte Perserkatzenzüchterin erzählte mir, dass mit dem rechten Hinterbein eines gerade drei Wochen alt gewordenen Katzenwelpen etwas nicht stimme, da das Kätzchen mit diesem irgendwie krumm wirkenden Bein nur paddelnde Bewegungen ausführe. Die übrigen Wurfgeschwister seien völlig in Ordnung.

Bei der Untersuchung des Winzlings konnte ich an der betreffenden Gliedmaße lediglich eine Verkrümmung feststellen. Anzeichen einer Fraktur oder einer anderen traumatischen Schädigung waren nicht zu erkennen. Im Gegensatz zu seinen Wurfgeschwistern machte dieses Kätzchen einen trägen und schlaffen Eindruck.

Der Therapieversuch mit einer Gabe Calcium carbonicum (diesem neben Calcium phosphoricum so wichtigen Säuglings- und Kindermittel) in der C30 schien mir darum durchaus berechtigt.

Nach vier Tagen berichtete mir die Züchterin, dass der kleine Knirps sich schon deutlich normaler bewege. Nach weiteren vier Tagen erfuhr ich, dass das rechte Bein nunmehr bereits genauso gerade stünde wie sein linkes. Er bewege diese Gliedmaße aber immer noch etwas unbeholfen. Zwei Wochen nach der einmaligen Verabreichung von Calcium carbonicum C30 kam die frohe Botschaft, dass die kleine Katze sehr viel lebhafter geworden sei und sich hinsichtlich ihrer Bewegungsabläufe in keinster Weise mehr von ihren Wurfgeschwistern unterscheide!

Ausschnitte aus dem Arzneimittelbild von **Calcarea carbonica Hahnemanni**
(Austernschalen-Kalk)

- *Stauffer, K. (Nr.25, S. 165-169):*

  Fettleibig-gedunsen, besonders Kinder
  Knochen und Gelenke: Mangelhafte, späte Entwicklung

Knochenverkrümmung, besonders des Rückgrates und der Röhren-
knochen

Zimmermann, W. (Nr.31, S. 75-76):

Wirkungsrichtung: Im Sinne des Ca-Stoffwechsels
Verzögerte Entwicklung, Knochendeformierungen, ...
Vorherrschende Angriffsseite: Rechts
 Schwerfälligkeit und Mangel an Spannkraft
 Mangel an Initiative, Passivität

Fallbeispiel Nr.6

Silvesterprobleme

Als Herr M., ein alleinstehender älterer Herr, seinen Vierbeiner nach einer Impfung Mitte Dezember wieder in den kleinen geflochtenen Transportkorb bugsierte, meinte er so nebenbei, dass er heilfroh sei, wenn er und „Katinka", so hieß das Kätzchen, Silvester glücklich hinter sich gebracht hätten!

Auf mein Nachfragen hin berichtete er, dass das Tier bei den nächtlichen Böllerschüssen Jahr für Jahr in eine entsetzliche Panik geriete, sich überhaupt nicht beruhigen lasse, hin und her spränge, um sich dann zumeist unter dem Bett zu verkriechen. Dort verharre die Katze zitternd, bis der ganze Spuk vorbei sei.

Bei seinen Worten fiel mir ein Hinweis aus einem Lehrbuch von Wolff, H.G. (Nr.28, S.176) ein, in welchem dieser schreibt: „Gewitterdonner und die Knallgeräusche des Silvesterfeuerwerks sind für viele Hausgenossen mit ihrem vierzigmal besseren Gehör eine Qual, der - in letzterem Fall schon 14 Tage vorher - mit Borax D3, 3x täglich 1 Tablette begegnet werden kann, sofern nicht stärkere Beruhigungsmittel herangezogen werden müssen."

Ich folgte dankbar dieser Wolff'sche Anregung und riet dem Katzenbesitzer, ab sofort 3 mal täglich seinem Vierbeiner 1 Tablette Borax D3 zu verabreichen. Außerdem bat ich ihn, mich nach den Feiertagen doch einmal anzurufen.

Anfang Januar erfuhr ich, dass die Tabletten wunderbar geholfen hätten und Katinka seit Jahren erstmals ohne Angst - auf seinem Schoße sitzend - den Jahreswechsel hätte erleben können.

Ausschnitte aus dem Arzneimittelbild von **Borax** (Natriumtetraborat)

- *Barthel, H. (Nr.1, S. 80):*
  empfindlich gegen geringste Geräusche:
  gegen Anzünden von Zündhölzern,

gegen Husten,
gegen plötzlichen Knall,
gegen Niesen,
gegen Papierrascheln.

- *Mezger, J. (Nr.19, Bd.I, S. 324):*
  Überempfindlichkeit gegen plötzliche Geräusche

Fallbeispiel Nr.7

Reisekrankheit

Laut Angabe der Tierbesitzerin soll ihre einige Monate zuvor aus einem Tierheim übernommene Schnauzerhündin - sofern sie nicht ein „Anti-Brechmittel" erhalte - beim Autofahren regelmäßig erbrechen. In diesem Fall sei das Verhalten des Tieres besonders störend, da sie beruflich gezwungen sei, wochentags mehrmals täglich mit dem Wagen unterwegs zu sein und sie den Hund keinesfalls zu Hause sich selber überlassen wolle. Dies alles erfuhr ich so nebenbei, während ich den Vierbeiner anlässlich seiner fälligen Auffrischungsimpfung erstmals auf seinen Gesundheitszustand hin untersuchte.

Da es mir keineswegs ratsam schien, einem Hund Tag für Tag ein Antiemeticum zu verabreichen und ich derzeit gerade begonnen hatte, mich mit der Lehre Hahnemanns zu befassen, machte ich den Vorschlag, die Reisekrankheit des Hundes einmal versuchsweise mit homöopathischen Mitteln anzugehen.

Die Hundebesitzerin stand „den homöopathischen Mittelchen, in denen ja vor lauter Verdünnerei nichts mehr drin sei", recht skeptisch gegenüber und fühlte sich in ihrer Einstellung zu dieser Therapieform natürlich vollauf bestätigt, als weder die Cocculus D6 - noch die anschließend verordneten Nux vomica D6 - Tabletten bei der Hündin die geringste Wirkung zeigten. Unwillig meinte sie bei ihrem nächsten Besuch in ihrer offenen, immer etwas saloppen Art, dass sie meine „neue homöopathische Tour" nun lange genug mitgemacht habe. Fast 10 Tage lang habe sie nach jeder Autofahrt „Ausgekotztes" aus ihrem Wagen entfernen müssen! Da ihr inzwischen schon selber beim Wegwischen des Erbrochenen mehrmals speiübel geworden sei, habe sie ihrem Vierbeiner inzwischen wieder die bewährten Antiemetica-Tabletten verabreicht.

Obwohl ich ihren Unmut nur zu gut verstand, konnte ich sie schließlich überreden, mir zuliebe noch eine dritte homöopathische Arznei auszu-probieren. Ein derartiges Ansinnen zu stellen war in diesem speziellen

Fall durchaus möglich, da ich ihren vorherigen Hund über 15 Jahre lang tierärztlich betreut hatte und wir einander sehr schätzten. Außerdem hatte ich ihr zuvor offen dargelegt, dass ich gerade dabei sei, meine ersten homöopathischen Erfahrungen zu sammeln und ihre Beobachtungen darum für mich sehr wichtig seien. Sie willigte ein und versprach mir, nachdem ich ihrem Hund 6 Tropfen Petroleum D200 (nach H.G. Wolff, Nr.29, S.172) verabreicht hatte, zumindest in den nächsten 3 Tagen die Antiemetica wegzulassen, um die Wirkung dieser neuen Arznei abzuwarten und mich nach etwa einer Woche wieder anzurufen.

Es vergingen drei Wochen - vier Wochen - fünf Wochen! Ich hörte nichts mehr von ihr und sah sie bereits (was man ihr noch nicht einmal hätte verübeln können!) im Geiste mit ihrem Schnauzer im Wartezimmer eines Kollegen sitzen.

Doch dann stand sie eines Tages völlig unerwartet in der Praxis und berichtete strahlend, dass die Hündin - seit sie vor etwa eineinhalb Monaten von mir die sechs Tropfen aus dem kleinen Fläschchen erhalten habe - schlagartig aufgehört habe, beim Autofahren zu erbrechen. Sie habe einfach nicht glauben wollen, dass von diesen paar Tropfen eine derart prompte und außerdem eine so lang anhaltende Wirkung ausgehen könne! Darum habe sie auch nicht früher angerufen, sondern bis heute mit ihrem Kommen gewartet.

Ich hatte damals gerade mal wieder einen der üblichen Anfänger-Tiefpunkte. Sah ich mich, um Erfolg zu haben, wegen meiner noch unzureichenden Sachkunde doch nur allzu oft genötigt, den eingeschlagenen homöopathischen Behandlungsweg zu verlassen und den Fall nach schulmedizinischen Gesichtspunkten weiter zu behandeln. Darum war diese frohe Botschaft geradezu Balsam für meine Seele und gab mir die Motivation, mich noch intensiver als bisher mit der Lehre Hahnemanns zu befassen.

Ich habe die Schnauzerhündin anschließend noch neun Jahre bis zum Umzug ihrer Besitzerin in eine andere Stadt tierärztlich betreut, ohne dass eine erneute Verabreichung von Petroleum nötig gewesen wäre.

50

Dieses Fallbeispiel zeigt deutlich, dass ich bei meinen ersten homöopathischen Therapieversuchen von der eigentlichen, der Lehre Hahnemanns zu Grunde liegenden Idee, dem Ähnlichkeitsprinzip, noch nichts begriffen hatte!

Auf die „bewährten Arzneien bei der Fahrkrankheit der Hunde" bauend, hatte ich zu Beginn der Behandlung einfach dasjenige der in alphabetischer Reihenfolge angeführten Mittel (Cocculus, Nux vomica, Petroleum und Tabacum) verordnet, welches in der mir zur Verfügung stehenden und derzeit noch recht dürftigen homöopathischen Literatur an erster Stelle angeführt wurde, nämlich Cocculus. Als Cocculus nicht half, erhoffte ich die heilende Wirkung von Nux vomica und schließlich von Petroleum.

Wenn man über 20 Jahre lang seine Praxis ausschließlich nach sogenannten schulmedizinischen Gesichtspunkten ausgeübt hat, fällt das völlige Umdenken, nämlich die Umstellung von der klinischen Diagnose und der Indikationstherapie zu einer auf dem Ähnlichkeitsprinzip basierenden homöopathischen Arzneimitteldiagnose und der sich daraus ergebenden Therapie enorm schwer. So nimmt es nicht wunder, dass ich anfänglich die von erfahrenen Homöopathen als Hilfe für noch unerfahrene Kollegen gedachte Aufstellungen von Arzneien, die sich in ihrer Praxis bei bestimmten Krankheiten immer wieder besonders bewährt haben, völlig falsch interpretierte und im Grunde weiterhin eine Indikationstherapie nach altem Muster betrieb.

Somit waren aus homöopathischer Sicht meine Fehlschläge direkt vorprogrammiert und mein „so schöner Heilerfolg" mit Petroleum ein reiner Glückstreffer!

Um zu dieser Einsicht zu gelangen, musste ich wohl erst einmal zahlreiche eigene Erfahrungen während der homöopathischen Behandlung meiner Patienten gesammelt und so manche, aus der heutigen Sicht doch so leicht vermeidbare Enttäuschungen eingesteckt haben. Nur bei einer selbstkritischen Betrachtung seiner eigenen Erfolge wie auch seiner eigenen Misserfolge erkennt ein jeder nämlich recht bald, dass letztere immer dann aufzutreten pflegen, wenn man bei der Arzneimittelfindung von dem uns von Hahnemann so genau vorgezeichneten Wege abweicht. Warnte dieser doch nicht zu unrecht. „Macht's nach, aber macht es genau nach!"

Wenn unter dem Stichwort „Fahrkrankheit" oder „Reisekrankheit" oder „Kinetosen" in den homöopathischen Lehrbüchern bestimmte Mittel angeführt werden, geben uns die betreffenden Autoren hiermit lediglich den Rat, zuerst einmal das Symptomenbild unserer Patienten mit den Arzneimittelbildern dieser, in der Praxis bei Kinetosen besonders häufig erfolgreich eingesetzten Mittel zu vergleichen. In vielen Fällen wird das Erscheinungsbild unserer Patienten (sein Verhalten und die Modalitäten seiner Beschwerden) zu einem dieser bewährten Mittel passen. Es ist ja immer wieder erstaunlich, wie grundverschieden Menschen wie Tiere auf passive Bewegungen wie Auto-, Schiff-, Karussellfahren und dergleichen reagieren!

Wenn jedoch keines dieser bewährten Mittel das Gesamtsymptomenbild des betreffenden Kranken so recht abdeckt, d.h. wenigstens in einigen auffallenden, absonderlichen Punkten mit ihm übereinstimmt, bleibt - auch das musste ich erst erlernen - um zu einer guten Arzneimittelfindung zu kommen, einem nichts anderes übrig, als den zeitraubenderen Weg der Repertorisation (s. Anhang) zu gehen. Für ein derartiges Repertorisieren ist das Vorhandensein entsprechender, sich ergänzender Fachbücher (Arzneimittellehren und Repertorien) oder eines mit einem entsprechenden Programm versehenen Computers natürlich unerlässlich.

Ich habe es - wie die nachfolgenden Fallbeispiele zeigen - für mich als äußerst hilfreich empfunden, bei meiner Suche nach dem am besten passenden homöopathischen Mittel möglichst mehrere Arzneimittellehren zu Rate zu ziehen, da sich die in ihnen gemachten Angaben hinsichtlich ihrer Ausführlichkeit durchaus unterscheiden und somit ergänzen.

Natürlich versuchte ich im Nachhinein auch diesen Fall aufzuarbeiten. Die inzwischen für die Homöopathie begeisterte Schnauzerbesitzerin unterstützte mich dabei sehr und notierte auf meine Bitte hin alles, was ihr bei der Hündin aufgefallen war.

Aus dem Wust dieser Notizen gebe ich nachfolgend lediglich die für die Arzneimittelfindung wichtigen Punkte wieder:

1. Bei ihrer Übernahme aus dem Tierheim Ende März habe die Hündin sowohl am Kopf wie an den Pfoten trockene Ekzeme gehabt. Die Haut sei dort verdickt, rissig und an einigen Stellen blutig gewesen. Eine Stelle am Ohr habe unter den Krusten etwas gebuttert. Diese Hautveränderungen seien jedoch, als es auf den Sommer zuging, von ganz alleine verschwunden.
2. Während der Autofahrt habe die Hündin, wenn sie nicht gerade erbrochen habe, möglichst jede Bewegung vermieden und zumeist still dagelegen, wobei sie den Kopf mit Vorliebe auf ihre große Einkaufstasche gestützt habe.
3. Die Fahrt sei eigentlich immer besser verlaufen, wenn das Tier zuvor Futter bekommen habe.
4. Verrückterweise habe die Hündin trotz ihrer „Brecherlichkeit" immer wieder sofort Appetit gezeigt, wenn man ihr Hundekuchen oder irgendetwas anderes Fressbares angeboten habe.
5. Nach einer solchen Nahrungsaufnahme hätten die Beschwerden vorübergehend nachgelassen.

Vergleichen wir doch daraufhin einmal die nachfolgend ausschnittsweise wiedergegebenen Arzneimittelbildern der vier Mittel Cocculus, Nux vomica, Petroleum und Tabacum:

I) Ausschnitte aus dem Arzneimittelbild von **Cocculus indicus** (Kockelskörner)

- *Barthel, H. (Nr.1, S. 144-147):*

  Erbrechen bei Fahren im Wagen
  Übelkeit beim Fahren im Wagen oder in der Eisenbahn
  Abscheu beim Anblick von Speisen
  Abneigung gegen Speisen bei ihrem Anblick und Geruch
  Gang schwankend, stolpernd, wackelig und taumelnd

- *Gerd-Witte, H. (Nr.11,S.267):*

  Übelkeit und Erbrechen bei Fahren im Wagen
  Abneigung gegen Speisen bei ihrem Anblick und Geruch
  Übelkeit beim Geruch von Speisen

- *Rakow, B.u.M. (Nr.21, S. 55):*

  Speicheln
  Erbrechen,
  Harn- und Kotabsatz
  Tier bewegt sich möglichst nicht während der Fahrt
  drückt sich fest an Besitzer
  Tier schlapp, man sieht ihm die Übelkeit an
  Erholt sich nach der Fahrt langsam

II) Ausschnitte aus dem Arzneimittelbild von **Nux vomica** (Brechnuß oder Krähenauge)

- *Barthel, H. (Nr.1, S. 301-310):*

  Seekrankheit
  Übelkeit beim Fahren im Wagen oder in der Eisenbahn
  Abneigung gegen Speisen mit Hunger

- *Gerd-Witte, H. (Nr.11,S.572):*

  Übelkeit durch Fahren
  Ekel vor Nahrung

- *Rakow, B.u.M. (Nr.21, S. 55):*

  sehr unruhig
  springen im Auto umher oder stehen und hecheln

III) Ausschnitte aus dem Arzneimittelbild von **Petroleum** (Steinöl)

- *Gerd-Witte, H. (Nr.11,S.593):*

  Haut trocken, ungesund, im Winter tiefe Risse und blutig
  Hautausschläge hinter den Ohren feucht, wundmachend, rissig

Übelkeit, Erbrechen und Schwindel beim Fahren im Wagen
Essen bessert
Liegen mit erhöhtem Kopf bessert

- *Mezger, J. (Nr.19, Bd.II, S. 1122-1125):*

Ausgesprochene Übelkeit und Schwindel besonders beim Gehen und
Fahren
Verschlimmerung der Übelkeit durch Bewegung, durch Fahren im
Wagen oder Schiff oder Flugzeug
Erbrechen
Übelkeit besser durch Essen
Übelkeit und Erbrechen, muß aber trotzdem essen mit Besserung
dadurch
Nässender Ausschlag hinter den Ohren
Haut rau, trocken und verdickt, leicht aufspringend und zu blutigen
Schrunden geneigt
Schrunden und nässende Ausschläge ....besonders an den Ohren
Schmerzhafte Schrunden an den Fingerspitzen
Verschlimmerung in Kälte, in der kalten Jahreszeit

- *Rakow, B.u.M. (Nr.21, S. 55):*

Übelkeit, Schwindel, Erbrechen
Besserung durch Futteraufnahme
Tiere vertragen Fahrt besser, wenn sie nicht ganz nüchtern sind

IV) Ausschnitte aus dem Arzneimittelbild von **Tabacum**
(Nicotiana tabacum)

- *Rakow, B.u.M. (Nr.21, S. 55):*

Symptome ähnlich wie bei Cocculus
Zustand bessert sich an frischer Luft sofort

Zusammenfassung:

Während die allopathische Behandlung des Vierbeiners lediglich die
Symptome seiner Kinetose (Übelkeit, Speichelfluss, Erbrechen u.a.) für
die relativ kurze Zeit der Arzneiwirkung in zuverlässiger Weise auszu-

schalten, bzw. zu unterdrücken vermochte, griff das nach dem Ähnlichkeitsprinzip verordnete homöopathische Medikament offenbar auf einer sehr viel höheren Ebene regulierend ein. So konnte bereits die Verabreichung einer einzigen, hochpotenzierten homöopathischen Arzneigabe eine überraschend schnelle und dauerhafte Normalisierung der überstarken Empfindlichkeit der Schnauzer-Hündin gegenüber passiven Bewegungen bewirken. Unverzichtbare Voraussetzung für diesen Heilerfolg war jedoch das Auffinden des Simile, also des homöopathischen Mittels, dessen Arzneimittelbild dem Gesamt-Symptomenbild des erkrankten Tieres am meisten entsprach.

Fallbeispiel Nr.8

Gelenkfistel nach Bissverletzung

Der mir während der Sprechstunde vorgestellte vierjährige Schäferhund-Rüde wurde einige Tage zuvor während einer Beißerei von seinem wütenden Kontrahenten in den rechten Hinterlauf gebissen. Danach - so sein Besitzer - sei „Boskos" Fußwurzelgelenk immer mehr angeschwollen und der Hund zunehmend apathischer geworden. Seit gestern Abend würde er das kranke Bein kaum mehr belasten und heute nur noch auf drei Beinen laufen.

Der Rüde hatte hohes Fieber und zeigte in dem betreffenden Gelenkbereich eine hochgradige Phlegmone. Da ich in der Homöopathie noch nicht erfahren genug war, injizierte ich Bosko zur Sicherheit ein Breitband-Antibioticum (dessen Wirkung etwa drei Tage anhält), sowie ein in der Veterinär-Homöopathie bei derartigen Infektionen bewährtes Komplexmittel (bestehend aus Echinacin D5, Lachesis D8, Pyrogenium D12 und Belladonna D4).

Sein Besitzer bekam das gleiche Mittel in Tropfenform ausgehändigt mit der Anweisung, bis zur Nacht dem Rüden noch 5 mal in immer größer werdenden Abständen 8 Tropfen dieser homöopathischen Dilution in die Schnauze zu träufeln und das Tier am nächsten Tag wieder in meiner Praxis vorzustellen.

Am folgenden Tag ging es dem Schäferhund bereits deutlich besser. Er belastete sein krankes Bein wieder, das Fieber war verschwunden und das Gelenk weitgehend abgeschwollen. Aber aus einer der kleinen sich in Gelenkhöhe befindlichen Bisswunden sickerte, nunmehr deutlich erkennbar, eine blutig-seröse Flüssigkeit (Synovia), welche anzeigte, dass ein Fangzahn des zubeißenden Hundes die Gelenkkapsel verletzt haben musste. Außerdem war nicht auszuschließen, dass mit dem Biss einzelne Haare oder andere Schmutzpartikel in die Wunde eingedrungen waren. Da in diesem Fall eine exakte Wundumschneidung aus anatomischen Gründen nicht möglich war, ließ ich die homöopathischen Tropfen 3x täglich weiter geben.

Nach vier Tagen war das Gelenk völlig abgeschwollen. Bosko lief zwar - alle vier Beine gleichmäßig belastend - vergnügt umher, aber aus der Gelenkfistel trat nach wie vor Flüssigkeit aus. Offenbar wurde die endgültige Wundheilung immer noch durch im Wundkanal befindliche Fremdkörper oder durch wie Fremdkörper wirkende abgestorbene Gewebsteile verhindert. Da Silicea die Ständerfistel des Bussards (Fallbeispiel Nr.3) so prompt zur Ausheilung gebracht hatte, stellte ich die Therapie um und verordnete an Stelle des Komplexmittels nunmehr Silicea D6-Tabletten (3 mal täglich 1).

Nach einer guten Woche wurde mir mitgeteilt, dass die Gelenkfistel sich bereits wenige Tage nach der Medikamentenumstellung geschlossen habe und der Rüde wieder „topfit" sei!

Ausschnitte aus dem Arzneimittelbild von **Silicea terra**
(Kieselsäure)

* *Gerd-Witte, H. (Nr.11, S. 728):*

  Fördert die Ausstoßung von Fremdkörpern
  Fisteln der Drüsen, Gelenke, Knochen

Fallbeispiel Nr.9

Kontaktinsektizidvergiftung bei einem Kanarienvogel

Eines Tages kam Frau S., eine mir seit Jahren als barmherzige Samariterin für alle möglichen Findlingsvögel wohlbekannte Dame, in meine Sprechstunde. Diesmal ging es um ihren eigenen Kanarienvogel „Mäxchen", welcher kahlhalsig, völlig reaktionslos, zitternd und mit geschlossenen Augen auf dem Käfigboden hockte und einen wahrhaft erbärmlichen Anblick bot. Schluchzend berichtete sie, dass das Tier über Nacht aus ihr unerklärlichen Gründen schwer erkrankt sei. Sie fühle, dass der Vogel die nächsten Stunden nicht überleben werde. Da sie aber Mäxchen nicht weiter leiden sehen könne, wolle sie ihn lieber sanft einschläfern lassen.

Um Frau S. erst einmal zu beruhigen, bat ich sie Platz zu nehmen und zu überlegen, ob - hinsichtlich der Vogelhaltung - vielleicht nicht doch irgend etwas Besonderes in den letzten Tagen vorgefallen sei, was mir Aufschluss über die Ursache der Erkrankung ihres Mäxchens geben könne. Dann erfuhr ich, dass der Vogel in den letzten Wochen mehr und mehr Halsfedern verloren habe, bis er schließlich so kahl wie ein kleiner Geier geworden sei. Vitamine und Mineralstoffe aus der Tierhandlung hätten keinerlei Änderung des Zustandes bewirkt. Der Vogel sei bei alledem jedoch stets sehr munter gewesen.

Da sie vor einigen Tagen auf der Fensterbank ein kleines rotes Tierchen - vermutlich eine Vogelmilbe - habe weglaufen sehen, sei sie wiederum zur Tierhandlung gegangen, um sich dort von den Verkäufern beraten zu lassen. Diese hätten ihr einen Antimilben-Spray oder ein Antimilben-Öl zur Behandlung empfohlen. Sie habe gleich beides gekauft. Mit dem Öl habe sie gestern Abend den Hals des Tieres nach Vorschrift eingepinselt und - um es besonders gut zu machen - direkt danach auch noch den Käfig mit dem Spray kurz besprüht. Als sie heute morgen ins Wohn-zimmer gekommen sei, habe sie Mäxchen bereits derart elend vorge-funden. Dabei füttere sie doch immer das gleiche und habe den Vogel stets vor Zugluft geschützt. Soweit der Vorbericht.

Die Diagnose war klar: Mäxchen litt an einer schweren Kontaktinsektizid-Vergiftung. Der Zufall wollte es, dass ich, angeregt durch das Buch von H. G. Wolff (Nr.30, S.207), einige Wochen zuvor einen Hund mit Okoubaka behandelt hatte, der, aus welchen Gründen auch immer, sein halbes Flohhalsband aufgefressen hatte und anschließend erhebliche gastrointestinale Störungen zeigte. Die alleinige Verabreichung von Okoubaka brachte damals innerhalb von wenigen Stunden eine schnelle Genesung des Tieres.

So erklärte ich der Vogelbesitzerin, dass es für ihr Mäxchen vielleicht doch noch eine ganz kleine Chance gäbe und fragte sie, ob sie mit einem Behandlungsversuch einverstanden sei. Sie bejahte dies und erhielt von mir drei Okoubaka D3-Tabletten mit der Anweisung, täglich eine Tablette in der täglichen Trinkwassermenge aufzulösen und Mäxchen davon immer wieder vorsichtig einen Tropfen einzuflößen, bis der Zustand sich bessere. Dann könne der zeitliche Abstand zwischen den homöopathischen Gaben vergrößert werden. Sollte sich das Befinden des Tieres jedoch nicht bessern oder weiterhin verschlechtern, sei ich jederzeit telefonisch erreichbar.

Ihr Anruf kam erfreulicherweise jedoch erst am nächsten Morgen. Sie könne es noch gar nicht fassen! Dem Vogel gehe es so viel besser! Sie habe die Tropfen - wie besprochen - zuerst halbstündlich und dann in immer größeren Abständen gegeben. Mäxchen habe heute schon wieder etwas gefressen, säße mit offenen Augen auf dem Käfigboden und beobachte wieder, was um ihn herum geschähe.

Ich riet ihr, mit der gleichen Therapie fortzufahren, d.h., solange er nicht selber trinke, dem Vogel viermal täglich etwas von der Okoubaka-Lösung einzuflößen. Der nächste Anruf kam erst zwei Tage später. Mäxchen fräße wieder wie früher, trinke tüchtig von seinem medizinischen Wässerchen und setzte auch ganz normalen Kot ab. Jedoch könne er anscheinend noch nicht hochfliegen, da er immer nur auf den unteren Stangen säße. Gesungen habe er noch nicht. Da die drei Okoubaka-Tabletten inzwischen verbraucht waren und das Befinden des kleinen Patienten sich derart gebessert hatte, riet ich Frau S., an drei aufeinander folgenden Tagen ihrem Mäxchen zehn Tropfen von der Sulphur C30

Dilution, welche ich ihr vor einiger Zeit zur Stockmauserbehandlung eines anderen Vogels mitgegeben hatte, in das Trinkwasser zu geben und bat sie, mich jedenfalls nach drei Tagen wieder anzurufen.

So geschah es - und ich erfuhr, dass es dem Vogel weiterhin gut gehe und er ab und zu schon wieder auf den höheren Stangen säße. Übrigens seien am Hals einige neue Federkiele zu sehen. Zwei Tage später, also acht Tage nach Behandlungsbeginn, kam ein Anruf folgenden Wortlautes: „Mein Vogel ist wieder ganz der alte. Er hüpft wieder gerne und ohne jede Schwierigkeit auf die allerhöchste Stange, frisst gut, die Federn am Hals wachsen jetzt überall nach und seit gestern singt er wieder so schön wie ehedem!"

Da ich in früheren Jahren Vögel mit derart schweren Vergiftungssymptomen niemals habe retten können, bin ich sicher, dass diese prompte Besserung des desolaten Zustandes von Mäxchen und seine völlige Wiederherstellung in erster Linie der Wirkung von Okoubaka zu verdanken war. Ich selber habe seither keinen weiteren Vogel mit einer Kontaktinsektizidvergiftung mehr zu Gesicht bekommen, um die Wirkung von Okoubaka in derartigen Fällen bestätigt zu sehen.

Was wissen wir von Okoubaka aubrevillei (Rinde des westafrikanischen Urwaldbaumes Okoubaka aubrevillei) ?

In den großen Arzneimittellehren wird **Okoubaka** zumeist nicht angeführt.

- Im Anhang des deutschsprachigen *Boericke W. u. O.E. (Nr.2, S. 601)* findet man Okoubaka aubrevillei mit dem folgenden Hinweis:
  wirkt entgiftend,
  Magen-Darm-Katarrhe in den Tropen

- Die *Deutsche Homöopathie-Union (Nr.6, S.222-223)* gibt in ihrem kleinen kurzgefassten Repertorium als Hauptindikationen vor allem Verdauungsstörungen u. verschiedene Intoxikationen an. Unter anderem heißt es dort: Das Ausgangsmaterial von Okoubaka ist die Rinde eines west afrikanischen Urwaldbaumes.

Die Einheimischen wenden die pulverisierte Rinde teelöffelweise in Substanz gegen jegliche Art von Vergiftung an.

Die Indikationen lassen sich in drei große Gruppen gliedern:

1. a) Alimentäre Intoxikationen
    b) Insektizid-Intoxikationen, bei deren kritischer Auswertung sich feststellen lässt, dass die immer häufiger auftretenden Diabeteserkrankungen mit großer Wahrscheinlichkeit auf Insektizid-Intoxikationen zurückzuführen sind

2. Resttoxische Zustände nach verschiedenen Infekten
    a) nach früheren Intestinalinfekten
    b) nach Nikotinabusus mit gastrointestinaler Auswirkung
    c) nach Grippe. Rein toxisch bedingte Beschwerden (Phlebitis) verschwanden.....
    d) bei und nach Toxoplasmose
    d) bei und nach Kinderkrankheiten
    e) nach Tropenkrankheiten

3. Prophylaktische Anwendung
    a) bei Tropenreisen
    b) bei Vernachlässigung einer erforderlichen Diät

Anmerkung zum Punkt 1b: An dieser Stelle möchte ich erwähnen, dass ich selber Okoubaka einige Male zur Unterstützung der üblichen Behandlung bei an Diabetes mellitus erkrankten Hunden eingesetzt habe. Die Patientenbesitzer wie auch ich hatten den Eindruck, dass mit dem Einsatz dieses Mittels sowohl das objektive als auch das subjektive Befinden der betreffenden Tiere eine deutliche Besserung erfuhr.

• Bei *Köhler, G. (Nr.17, Bd.II, S. 346 u .347)* fand ich die Auskunft: „Das Mittel ist noch ungenügend geprüft; es besteht deshalb noch kein klares Arzneimittelbild mit deutlichen Modalitäten. Die Wirkung der homöopathisch potenzierten Arznei ist bei vielen Intoxikationen gesichert:
akuten Magen-Darm-Störungen nach verdorbener Nahrung,

Toxinbelastungen nach Infekten ..."

- *Wolff, H.G. (Nr.29, S. 195)* gibt in dem Kapitel „Vergiftungen" bezüglich Okoubaka folgende Hinweise:
Vergiftungen durch Insektizide, DDT - haltige Sprays, Farben und Lackgerüche wie auch zur Drainage von Giftstoffen nach schweren Krankheitszuständen

Momentan ist es also lediglich eine ganz bestimmte Causa, nämlich das Vorhandensein einer dem Krankheitsgeschehen zu Grunde liegende Intoxikation, die uns bei unserer Arzneimittelfindung - so die Gesamtsymptomatik unseres Patienten nicht eindeutig auf ein anderes Mittel hinweist - immer auch an Okoubaka denken lassen sollte.

Wegen der in der heutigen Zeit ständig zunehmenden Umweltbelastungen und ihren Folgezuständen bleibt nur zu hoffen, dass dieses so hilfreiche Mittel möglichst bald einer homöopathischen Arzneimittelprüfung unterzogen wird, damit es nicht nur auf Grund seiner bewährten Indikationen, sondern auch ganz gezielt nach dem Ähnlichkeitsprinzip eingesetzt werden kann.

Fallbeispiel Nr.10

Akute Gliederschmerzen bei einer Pudelhündin

Laut Vorbericht sei die Hündin gestern in warmem Wasser gebadet worden. Nach dieser ihr wohl äußerst unangenehmen Prozedur sei sie noch völlig nass durch die Hintertür entwischt und weggerannt. Draußen sei es sehr kalt und windig gewesen. Erst nach einer guten halben Stunde sei sie wieder zu Hause aufgetaucht. Sie habe zwar einen etwas müden Eindruck gemacht, sonst sei ihr zu diesem Zeitpunkt aber nichts Außergewöhnliches anzumerken gewesen. Man habe sie erst einmal trocken gerieben und dann in Ruhe gelassen.

Heute morgen nun könne „Ilanca" sich nur noch mit Mühe erheben und nur ganz steif und verspannt gehen. Als man sie vorhin zum „Geschäftchen-Machen" langsam nach draußen an die kalte Luft geführt habe, sei es plötzlich „völlig aus" gewesen. Da habe sie keinen einzigen Schritt mehr gemacht.

Dies war auch der Grund, warum der Hund von seiner Besitzerin in meine Praxis getragen wurde. Da noch mehrere Patienten vor ihr da waren, hatte sie mit ihrem Vierbeiner im beheizten Wartezimmer erst einmal eine Weile zu warten.

Als die beiden an der Reihe waren, ließ ich - nach Anhören des Vorberichtes - den kleinen Patienten vorsichtig aus seinem Körbchen heben mit der Bitte, ihn einmal mitten im Sprechzimmer auf den Boden zu setzen. Dann bat ich die Besitzerin des Tieres, zügig vom Hündchen weg zur Sprechzimmertür und dann weiter durch den langen Praxisflur geradewegs zur Haustüre zu gehen, um zu sehen, was „sich tue". So geschah es! Ilanca saß wie ein Häufchen Elend auf dem Boden, sah voller Angst ihr Frauchen verschwinden, stand zittrig auf und ging mühsam Schritt für Schritt (zwar alle vier Beine gleichmäßig belastend) steif und verspannt hinter ihr her, folgte ihr in den Flur und dann - immer ein wenig flotter werdend - bis zur Haustür. Von dort ging`s dem Frauchen folgend wieder zurück ins Sprechzimmer, wo der kleine Patient (nachdem die Untersuchung des Tieres außer hochgradigen Muskel- und Gliederschmerzen keinen besonderen Befund ergeben hatte) von mir ein homöopathisches Arzneimittel erhielt.

Auf Grund der bewährten Indikation bei Lahmheiten, die sich bei fortgesetzter Bewegung bessern, gab ich dem kleinen Patienten Rhus toxicodendron D6. Bereits am Nachmittag des gleichen Tages war Ilanca wieder völlig in Ordnung!

Ausschnitte aus dem Arzneimittelbild von **Rhus toxicodendron** (Giftsumach)

* *Barthel, H. (Nr.1, S. 362):*

    Ruhe und beginnende Bewegung verschlechtern
    fortgesetzte Bewegung bessert
    Beschwerden von Durchnässung, wenn erhitzt

* *Kent, J.T. (Nr.14, S. 661):*

    Die Beschwerden bei diesem Mittelbild entwickeln sich bei kaltem, nebligem Wetter
    und nach Aufenthalt in nasskalter Luft bei durchschwitztem Zustand
    Der Kranke ist empfindlich gegen kalte Luft; alle Beschwerden werden durch Kälte verschlechtert, durch Wärme gebessert

Fallbeispiel Nr.11

Ein kalter Wasserstrahl und seine Folgen

Vorbericht: Die mir vorgestellte Mutterkatze habe in der Nacht einen unterentwickelten toten und gegen Morgen einen normal entwickelten Welpen geworfen, welcher jedoch extrem unruhig sei, mit dem Kopf hin und her schlage, ständig schreie und nicht trinken wolle.

Bei seiner Untersuchung fiel mir auf, dass vor allem die Schleimhäute von Augen, Nase und Schnauze feuerrot waren und seine Halsschlagadern auffallend stark pulsierten. Auf mein Nachfragen hin erfuhr ich, dass die Besitzerin der Tiere den kleinen Winzling unmittelbar nach seiner Geburt mit dem Kopf unter einen kalten Wasserstrahl gehalten hatte, weil das ja angeblich Frischgeborene zu einem kräftigeren Durchatmen veranlassen solle.

Die klinische Untersuchung des Muttertieres ergab keinen besonderen Befund. Ihre Zitzen waren allesamt weich und hatten genügend Milch. Da ich zunächst lediglich in dem Erschrecken auf Grund der plötzlichen Kälteanwendung die Causa vermutete und dem Nasswerden des Kopfes keine so wichtige Bedeutung zumaß, erhielt der Welpe von mir zweimal im Abstand von ca. 20 Minuten einen Tropfen Aconitum D6. Außer einer leichten Beruhigung änderte sich sein Zustand jedoch kaum. Nachdem ich kurz einige Arzneimittellehren zu Rate gezogen hatte, verabreichte ich ihm alsdann eine Gabe Belladonna D6, worauf sich sowohl sein Befinden als auch sein äußeres Erscheinungsbild schlagartig besserte!

Ausschnitte aus dem Arzneimittelbild von **Aconitum napellus** (Blauer Eisenhut, Sturmhut)

- *Barthel, H. (Nr.1, S. 7):*

  Beschwerden infolge von Schreck

- *Mezger, J. (Nr.19, Bd.I, S. 79):*

  Führend ist die große Angst und die Ruhelosigkeit mit Umherwerfen

Heftiges und beschleunigtes Herzklopfen mit trockener Hitze und
arterieller Kongestion
Puls voll und hart
Folgen von Schreck und Angst

Schaut man sich nun einmal das Arzneimittelbild von Belladonna an, so
sieht man, dass die Gesamtsymptomatik des Welpen doch noch ein
wenig besser mit der Arzneisymptomatik dieses Mittels übereinstimmt
und ein erfahrenerer, mit den einzelnen Arzneimittelbildern vertrauterer
Homöopath vermutlich sofort Belladonna gegeben hätte.

Ausschnitte aus dem Arzneimittelbild von **Belladonna**
(Tollkirsche)

- *Barthel, H. (Nr.1, S. 71-73):*
  Beschwerden infolge von Schreck
  Pulsieren der Karotiden
  Beschwerden von Durchnässung des Kopfes
  Erkrankungen bei Säuglingen
  Rollt den Kopf
  Blutandrang zum Kopf, Brust, Magen mit kalten Unterschenkeln
  Mund trocken ohne Durst

Am folgenden Tag teilte mir die Katzenbesitzerin mit, dass es dem
Welpen sehr gut ginge. Er wirke rundherum zufrieden und trinke gerade
wollüstig schmatzend am milchspendenden Quell seiner Mutter,
während diese ihn zärtlich belecke und ihre Mutterschaft nunmehr
offenbar so richtig genieße!

Fallbeispiel Nr.12

Eine ungewöhnliche Komplikation nach einer Arnica D12-Gabe

Während meines ersten in Bad Brückenau absolvierten, in erster Linie für Humanmediziner gedachten Homöopathie-Intensivkurses erhielten die Teilnehmer von einem der Dozenten den Hinweis, dass man durch die Verabreichung von Arnica D12 am Vortage einer Operation seine Patienten optimal auf einen größeren chirurgischen Eingriff vorbereiten könne.

Was man bei einer solchen operationsbegleitenden Therapie mit Arnica zu beachten habe, sei in dem zur kurzen Rekapitulation für alle Interessierten gedachten Heftchen „Homöopathisches Kompendium für Zahnärzte" (Rost, J., Nr.24, S.17), welches in der Buchmesse ausliege und außerdem über die DHU kostenlos zu beziehen sei, nachzulesen.

In dem Kapitel „Operations-Begleittherapie" wird zur Schmerz-, Blutungs- und Infektionsprophylaxe sowie zur Granulationsförderung und zur Verbesserung der Heiltendenz am Vortage der Operation die Verabreichung von einer Gabe Arnica D12 empfohlen. Hinter dieser Empfehlung steht in Klammern folgender Vermerk: „Keine tiefere Potenz als die D12 geben, solange noch eine Blutungsgefahr besteht! In der häufig angegebenen D4 macht Arnica oft noch Nachblutungen = AMB!"

Dieser Hinweis auf das Arzneimittelbild von Arnica kann nur als eine deutliche Warnung verstanden werden und hätte mich damals eigentlich animieren müssen, in den Arzneimittellehren die Beschreibung der Arnica-Symptomatik vor der Anwendung dieses Mittels noch einmal genau zu studieren, was jedoch im Praxistrubel unterblieb.

Nach Hause zurückgekehrt, bot sich sehr bald die Gelegenheit, meine in Bad Brückenau frisch erworbenen Kenntnisse zu verwerten, da ich bereits in der folgenden Woche bei einem alten Dackel diverse Zahnextraktionen vornehmen musste.

Frohgemut verabreichte ich der 13jährigen Hündin, welche ich in früheren Jahren schon mehrmals komplikationslos operiert hatte (Kaiserschnitt und Exstirpation einer tumorös entarteten Milchleiste) am Vortage der Operation ohne jeglichen Kommentar 1 Tablette Arnica in der empfohlenen Potenz (D12).

Am nächsten Morgen blutete die narkotisierte Hündin nach einer völlig glatten Extraktion von zwei großen Molaren und einigen Praemolaren aus mir unverständlichen Gründen aus einigen Zahnfächern immer wieder erhelblich nach! Weder das Austupfen der Zahnfächer mit Calendula extern noch das Einlegen von blutstillenden Dentotupfern brachten den gewünschten Erfolg. Endlich - nach einer etwa halbstündigen intensiven manuellen Drucktamponage kam die Blutung zum Stehen, so dass der kleine Patient nach Hause entlassen werden konnte.

Dort angekommen, rief mich sein Herrchen verabredungsgemäß an. Er berichtete mir, dass die Hündin seit einigen Minuten bereits wieder aufrecht in ihrem Körbchen säße und genau beobachte, was um sie herum geschähe. Allerdings wirke sie im ganzen noch recht verschlafen, was ja nicht verwunderlich sei. Da es sich bei diesem Patienten um einen immerhin recht alten Dackel handelte, bat ich den Hundebesitzer, seinen Vierbeiner ganz in Ruhe zu lassen, ihn weiterhin zu beobachten und sich gegen Abend noch einmal telefonisch zu melden. Doch nur kurze Zeit später erhielt ich einen zweiten Anruf mit der alarmierenden Mitteilung, dass der Dackel ganz plötzlich angefangen habe, so eigenartig zu schmatzen. Beim näheren Hinsehen habe er erschreckt festgestellt, dass die ganze kleine Hundeschnauze mit hellrotem Blut verschmiert sei! Auf seine aufgeregte Frage, was er denn nun machen solle, bat ich ihn, das Tier in ein Badetuch zu packen und unverzüglich mit ihm in die Praxis zu kommen.

Da ich damals mit den einzelnen Arzneimittelbildern noch nicht so vertraut war wie heute, verließ ich mich z.T. noch auf die „Waschzettelbeschreibungen" der Herstellerfirmen homöopathischer Arzneien und injizierte der Hündin darum immer noch voller Zuversicht ein aus Hamamelis C30 und Millefolium C30 bestehendes Mischpräparat, welches bei hellroten, arteriellen, durch Verletzungen von

Kapillaren und arteriellen Endgefäßen bedingten Blutungen empfohlen wird. Jedoch ohne jeden Erfolg! Daraufhin injizierte ich versuchsweise 1 Ampulle Vitamin K und wartete eine halbe Stunde ab. Die kleinen Wunden bluteten weiter!

Der Hundebesitzer wurde verständlicherweise langsam ungeduldig. An der Wirksamkeit meiner homöopathischen Therapie bereits im Stillen selber zweifelnd, injizierte ich seinem Vierbeiner nunmehr ein in der Schulmedizin häufig verwendetes Haemostypticum, dessen blutstillende Wirkung bei Sickerblutungen im Allgemeinen ca. 5-10 Minuten nach seiner Verabreichung einsetzt. Die Blutungen hielten unvermindert an! Erst nach einer erneuten halbstündigen intensiven manuellen Drucktamponage konnten wir erleichtert aufatmen: Die Nachblutungen aus den Zahnfächern hatten aufgehört. Um den Patienten jedoch weiter beobachten zu können, bat ich seinen Besitzer noch eine Weile in der Praxis zu warten.

Ich war regelrecht verunsichert. Diese mir völlig unbegreifliche Nachblutung musste irgendwie mit der Verabreichung von Arnica zusammenhängen, denn selbst nach wirklich schwierigen, komplizierten Zahnextraktionen hatte ich bisher während meiner langjährigen Tätigkeit als Kleintierpraktikerin noch nie eine derart massive, hartnäckige Nachblutung erlebt!

Während Herrchen und Hund im Wartezimmer warteten, tat ich nun endlich das, was ich schon längst hätte tun sollen: Ich nahm das Heftchen „Homöopathisches Kompendium für Zahnärzte" nochmals zur Hand, las den Abschnitt „Operations-Begleittherapie" zum ersten Mal bis zum Ende durch und erhielt durch die Lektüre dieses relativ kleinen Kapitels eine für mich in diesem Moment äußerst hilfreiche Information!

Unmittelbar nach der Empfehlung, Arnica, solange noch eine Blutungsgefahr besteht, nie in einer niedrigeren Potenz als die D12 zu verabreichen (ab hier hatte ich bedauerlicherweise ja nicht mehr weitergelesen!) wird in diesem Kompendium für besondere Fälle und ganz bestimmte Patiententypen an Stelle von Arnica zu Echinacea D3, Phosphorus D30, Lachesis D12 oder China D12 geraten: Echinacea für abwehrgeschwächte Patienten, Phosphorus für Patienten, welche zur Hämatombildung neigen, rege aber rasch erschöpft und leberschwach sind, Lachesis bei lebhaften, redefreudigen, zur leichten Zyanose neigende Patienten, welche nichts Beengendes am Körper vertragen können und China bei blassen, erschöpften, ausgelaugten Patienten mit schlechter Durchblutung, Darm- und Herzbeschwerden. Am Ende des Kapitels wird unter dem Stichwort „Nachblutungen" vor allem auf die drei Mittel Phosphorus, Lachesis und China verwiesen.

Inzwischen war etwa eine halbe Stunde vergangen und es wurde höchste Zeit, wieder einmal nach meinem kleinen Patienten zu schauen. Beim Betreten des Wartezimmers registrierte mein Blick als Erstes voller Erleichterung das völlig trockene, saubere Hundeschnäuzchen! Da keine weitere Nachblutung erfolgt war, glaubte ich, den so lieben, mich trotz der vorausgegangenen Prozedur schon wieder schwanzwedelnd begrüßenden Dackel endlich nach Hause entlassen zu können.

Durch die vorausgegangenen Erfahrungen gewarnt und mit neuen Kenntnissen versehen, gab ich seinem Herrchen diesmal „blutstillende homöopathische Tropfen" (so beschriftete ich das Etikett) mit auf den Weg und bat ihn, mich im Falle einer erneuten Nachblutung unverzüglich anzurufen, damit ich ihm telefonisch genaue Anweisungen bezüglich der Verabreichung dieses homöopathischen Medikamentes geben könne. Das erscheint vielleicht etwas umständlich, aber ich wollte den unmittelbaren Kontakt mit dem Patientenbesitzer, dessen Vertrauen zu mir an diesem Tag ja nun wirklich auf eine harte Probe gestellt worden war, keinesfalls verlieren.

Welch ein Glück, denn bereits eine ¾ Stunde später kam sein nächster Anruf, in dem er mir völlig entnervt mitteilte, dass die Schnauze der Hündin schon wieder blutverschmiert sei!

In diesem Moment verwünschte ich die gesamte Homöopathie und insbesondere die von mir durchgeführte Operationsprophylaxe und hätte mich damals vermutlich - total verunsichert und enttäuscht - von dieser so faszinierenden Therapieform abgewandt, wenn da nicht diese andere Arznei gewesen wäre, welche in einer für mich wundersamen

Weise wahrhaft „schnell, sanft, sicher und dauerhaft" die Blutung innerhalb von nur 5 Minuten vollständig zum Stehen brachte und mir das Vertrauen in die Lehre Hahnemanns zurückgab!

Da bei der nun schon relativ alten Hündin eine verborgene Leberschwäche und eine Störung der Blutgerinnungsvorgänge ja durchaus vorhanden sein konnten und darum von den im Kompendium angegebenen Mitteln Phosphorus am besten auf diesen Dackel zu passen schien, hatte ich dem Hundebesitzer Phosphorus LM6 (eine andere Potenz hatte ich derzeit nicht zur Hand) mitgegeben und riet ihm nun, seinem Vierbeiner sofort 5 Tropfen dieser Dilution auf die Zunge zu träufeln und mich jedenfalls nach 15-20 Minuten erneut über den Zustand des Tieres zu informieren.

So geschah es. Eine viertel Stunde später erfuhr ich zu meiner großen Erleichterung, dass der Dackel nicht in die Praxis gebracht werden müsse, da die Blutung bereits 5 Minuten nach Eingabe des homöopathischen Medikamentes schlagartig aufgehört habe! Eine zweite Verabreichung von Phosphorus erübrigte sich, da keine weitere Nachblutung auftrat.

Nachdem die Hündin uns wegen der wiederholten Nachblutungen über mehrere Stunden regelrecht in Trab gehalten hatte, war der Patientenbesitzer von der so prompten Wirkung von nur fünf homöopathischen Tropfen derart beeindruckt, dass er fortan nicht nur seinen Vierbeiner, sondern auch sich und seine gesamte Familie - so irgend möglich - homöopathisch behandeln ließ!

Anmerkung:

Wie dieses Fallbeispiel zeigt, kann es für einen in die homöopathische Therapie einsteigenden Praktiker sehr verwirrend und entmutigend sein, wenn er erstmals erkennt, dass auch homöopathische Arzneien, bei noch ungenügender Sachkunde angewandt, *zwar sehr selten und nur unter ganz bestimmten Voraussetzungen* Gefahren für den Patienten in sich bergen können.
So beobachtete ich an dem kleinen Dackel Nachblutungen, die ich in dieser Hartnäckigkeit nach Zahnextraktionen noch nie erlebt hatte. Blu-

tungen, die ich mir aus schulmedizinischer Sicht einfach nicht erklären konnte! Vor allem aber fühlte ich mich völlig hilflos, weil ich zu diesem Zeitpunkt weder genügend eigene praktische Erfahrungen, noch die nötigen theoretischen Kenntnisse auf dem Gebiet der Homöopathie besaß, um eine derart kritische Situation, welche glücklicherweise nur äußerst selten vorkommt, mit dem passenden homöopathischen Mittel schnell in den Griff zu kriegen.

Was war im vorliegenden Fall geschehen? Wenn man mit der Lehre Hahnemanns und den einzelnen homöopathischen Arzneimittelbildern näher vertraut ist, lässt sich die von mir beobachtete, etwas ungewöhnliche Komplikation nach einer Operationsprophylaxe mit Arnica D12 durchaus erklären:

Die verabreichte Gabe von Arnica muss (trotz der Verwendung der empfohlenen 12. Potenz) bei diesem Dackel auf Grund einer besonderen, individuellen Sensibilität einige typische Prüfungssymptome dieser Heilpflanze provoziert haben, welche normalerweise völlig harmlos sind und nach einiger Zeit wieder von selber verschwinden. Zu diesen durch Arzneimittelprüfungen an gesunden Probanden herausgefundenen Symptomen gehören laut Stauffer, K. (Nr.25, S.105) unter anderem: Erweiterung der Gefäße, Kongestion im Kopfbereich und die Neigung zu arteriellen und venösen Blutungen.

Obwohl derartige nach der Verabreichung einer Arnica-Gabe bei sensiblen Patienten auftretende Erscheinungen normalerweise völlig ungefährlich sind, kann - wie das Dackelbeispiel zeigt - die vorübergehende Kongestion im Kopfbereich durch das zufällige Zusammentreffen mehrerer sich ungünstig auswirkender Faktoren in ganz bestimmten Situationen durchaus fatale Folgen haben!

So ist die *prophylaktische* Verabreichung von Arnica *vor Zahnextraktionen* (welche immer mit kleineren oder größeren Gefäßverletzungen vor sich gehen) offensichtlich bei einigen Tieren keineswegs ganz risikolos, da bei einigen wenigen sehr sensiblen Patienten (bei manchen Tieren offenbar selbst noch in der empfohlenen 12. Potenz) nach der Einnahme von Arnica *vorübergehend* mit einer *zeitlich nicht genau berechenbaren* erhöhten

Durchblutung des gesamten Kopfbereiches gerechnet werden muss. Sind nun auch noch die Blutgerinnungsvorgänge auf Grund eines vielleicht nur latent vorhandenen Leberschadens gestört, wirkt sich jedes Gefäßtrauma im Kopfbereich zum Zeitpunkt einer durch Arnica provozierten Kopfkongestion verständlicherweise doppelt blutungsfördernd aus.

Da man bei der Behandlung von Tieren oft nicht weiß, in wie weit eine latente Blutungsbereitschaft besteht oder nicht, habe ich seit meinem Dackel-Erlebnis auf die homöopathische Operations*prophylaxe* mit Arnica völlig verzichtet. Wie ich am Rande von Fachtagungen erfuhr, handhaben mehrere meiner Kollegen, welche nach einer Operationsprophylaxe mit Arnica D12 ähnliche unerwartete Blutungen erlebten, es inzwischen ebenso.

Statt dessen verabreichen wir unseren Patienten *im Anschluss* an Zahnextraktionen oder *im Anschluss* an andere, mit Gewebsläsionen einhergehenden Eingriffen (wie Geburten u.a.) mit bestem Erfolg eine Gabe Arnica C30, da wir auf die Wirkung dieses bei der Heilung von Traumen so hilfreichen Mittels keinesfalls verzichten möchten! Schrieb doch schon *Hahnemann* auf Arnica bezogen (Zitat aus Buchmann, W., Nr.3, S.33-35*)*: „...Sie ist daher selbst in den größten Verwundungen durch Kugeln und stumpfe Werkzeuge sehr heilsam - so wie in den Schmerzen und anderem Übelbefinden nach Ausziehen der Zähne und nach anderen chirurgischen Verrichtungen .... Am besten ist die innerliche Anwendung in der Potenz C 30.“

Auf Grund der vielen guten Erfahrungen, welche ich in der Folgezeit in meiner Kleintierpraxis mit Arnica C30 im Anschluss an Zahnextraktionen machen konnte, nahm eine meiner Sprechstundenhilfen nach der Extraktion eines Weisheitszahnes bei sich zu Hause ebenfalls sofort eine Gabe dieses Mittels in der C30 ein, worauf zu ihrer Freude und zu der großen Verwunderung des sie behandelnden Zahnarztes die nach einem derartigen Eingriff bei Menschen üblicherweise auftretenden Beschwerden wie („dicke Backe“, Schmerzen, Berührungsempfindlichkeit usw.) bei ihr völlig ausblieben.

Vor einigen Jahren berichtete ich einem befreundeten Zahnarzt anlässlich eines Treffens von meinen diversen Arnica - Erlebnissen und ermutigte ihn — allerdings nicht ohne ihm zuvor das „Homöopathisches Kompendium für Zahnärzte" ausgehändigt zu haben — auch in seiner Praxis Arnica C30 nach Zahnextraktionen einzusetzen. Er probierte diese von mir als so erfolgreich beschriebene Therapie auch sogleich an einigen seiner Patienten aus und war von der Wirkung dieses Mittels derart begeistert, dass er ab sofort den Einsatz von Arnica C30 in seinen Behandlungsplan einbaute. Seine Begeisterung hat sich bis heute nicht gemindert! Laut seiner Aussage ist der Verbrauch an schmerzstillenden Medikamenten nach Zahnextraktionen „gegen Null gegangen".

Phosphorus hat sich in meiner Praxis als eine so zuverlässiges Hilfe zur prompten Blutstillung bei kleinen, stark blutenden Wunden erwiesen, dass die kleine Phosphorus LM6-Flasche sehr bald ihren festen Platz in meinem sogenannten „Notfall-Kästchen" erhielt, um gegebenenfalls immer griffbereit zur Verfügung zu stehen.

Doch schauen wir uns nun einmal die Arzneimittelbilder von Arnica und Phosphorus in den Arzneimittellehren von Barthel, Stauffer und Wolter an:

Ausschnitte aus dem Arzneimittelbild von **Arnica montana** (Bergwohlverleih)

- *Barthel, H. (Nr.1, S. 42):*

  Profuse Blutungen nach Zahnextraktion

- *Stauffer, K. (Nr.25, S. 104-1o5):*

  Wund-, Quetschungs- und Blutmittel, Analeptikum
  Gefäße erweitert, speziell werden die Venen und Kapillaren betroffen
  Resorptionsmittel bei allen Blutergüssen
  Blutungen arteriell und venöse Blutergüsse nach Quetschungen,
  Verstauchungen, Schlag und Stoß,
  Quetsch- und andere Wunden; paßt sehr nach Zahnziehen

- *Wolter, H. (Nr.30, S. 162):*

  Die Hauptwirkung liegt in der Heilung traumatischer Läsionen, wie

Quetschungen
Wunden, Hämatome usw.
Die Beeinflussung des Gefäßsystems, besonders der Venen und
Kapillaren, bewirkt einen schnellen Säfteaustausch im Bereich der
Traumen

Ausschnitte aus dem Arzneimittelbild von **Phosphorus**
(Gelber Phophor)

- *Barthel, H. (Nr.1, S. 320 u.328):*

  Profuse Blutungen nach Extraktion
  Kleine Wunden bluten stark
  Kleinste Wunden bluten stark für Wochen

- *Stauffer, K. (Nr.25, S. 512-513):*

  Neigung zu Blutungen
  Gerinnungsfähigkeit des Blutes stark vermindert.
  Kleine Wunden bluten sehr.
  Blutung hellrot aus allen Organen.
  Blutungen in und unter die Haut
  Blutungen aus den Schleimhäuten

Wie wir sehen sind (trotz des *beiden* Mitteln eigenen Symptoms:
„Neigung zu Blutungen") die Angriffspunkte von Arnica und
Phosphorus völlig verschieden! Während Arnica unmittelbar auf die
Arterien, die Venen und die Kapillaren im Sinne einer Erweiterung
einzuwirken scheint (was den schnellen Säfteaustausch im Bereich von
Traumen begünstigt und die immer wieder zu beobachtende, erstaunlich
rasche Resorption frischer Blutergüsse und Hämatome erklärt), scheint
bei Phosphorus die Beziehung zu den komplizierten Vorgängen der
Blutgerinnung im Vordergrund zu stehen.

Ich habe diese Fallbeispiel so ausführlich beschrieben, weil es aufzeigt,
wie wichtig es ist, sich bereits bei seinem Einstieg in die Homöopathie
zumindest mit den Arzneimittelbildern derjenigen Mittel näher vertraut
zu machen, welche man in der Praxis einsatzbereit hält, um sie (und sei

es anfänglich auch nur auf Grund bewährter Indikationen) bei passender Gelegenheit verabreichen zu können. Denn nur aus einer solchen Sachkenntnis heraus lässt sich beurteilen, ob nach der Verabreichung einer homöopathischen Arznei hin und wieder zu beobachtende, aus schulmedizinischer Sicht nicht erklärbare Erscheinungen lediglich als vorübergehend auftauchende und in den allermeisten Fällen völlig harmlose Arzneisymptome des verabreichten Mittels zu interpretieren sind oder nicht.

Fallbeispiel Nr.13

Warum von einem Brieföffner eine Bedrohung auszugehen schien

Um zu veranschaulichen, wie gut es ist, wenn man sich mit den Arznei-mittelbildern derjenigen homöopathischen Mittel vertraut gemacht hat, welche man selber einnimmt oder anderen verordnet, möchte ich von einem eigenen, sehr merkwürdigen Erlebnis berichten.

Unmittelbar nachdem ich mich selber vor vielen Jahren mehrmals mit Silicea C30 therapiert hatte, besuchte ich des abends in der Nähe wohnende Freunde. Auf einer kleinen Ablage im Flur lag, wie immer, ein auffallend schön gearbeiteter, mit einer dolchartigen Spitze versehener Brieföffner. Ich hatte ihn früher bereits mehrmals bewundernd in den Händen gehalten.

Diesmal war jedoch alles anders: Unbegreiflicherweise schien an diesem Abend von dem dolchartigen schmucken Gegenstand eine unmittelbare Bedrohung auszugehen! Ich spürte, ohne dass ich es hätte begründen können, wie beim Anblick seiner dünn ausgezogenen auf mich gerichte-ten Spitze urplötzlich seltsame, mit unheimlichen Vorstellungen gekop-pelte Angstempfindungen in mir hochstiegen und hatte große Mühe, mit meinem Verstand diese „verrückten Anwandlungen" zu unterdrücken und mir meinen Freunden gegenüber nichts anmerken zu lassen. Bei meinem Weggang überspielte ich meine Beklommenheit, mied es aller-dings tunlichst, noch einmal in Richtung Ablage zu schauen.

Natürlich sann ich auf dem Heimweg über das eigenartige Erlebnis nach, das mich nicht nur enorm erschreckt hatte, sondern auch jetzt - im Nachhinein - noch zutiefst beunruhigte! Wieso konnte der Anblick dieses harmlosen Brieföffners bei mir plötzlich derartige, durch nichts zu begründende Gefühle auslösen?

Doch dann fiel mir meine homöopathische Eigen-Therapie ein und das bei den Arzneimittelprüfungen an gesunden Probanden beobachtete

78

Silicea-Symptom: „Empfindlichkeit (man könnte statt dessen auch sagen „ängstliche Empfindung") beim Anblick spitzer auf sie gerichteter Gegenstände". Ich war erleichtert!
Durch die zu häufige Einnahme dieses hochpotenzierten und zu meiner Symptomatik offensichtlich nicht so recht passenden Mittels hatte Silicea bei mir eines seiner Prüfungssymptom provoziert, welches - dessen war ich mir nun gewiss - mit Sicherheit bald wieder von alleine verschwinden würde. So war es dann auch.

Als ich einige Wochen später meine Freunde erneut besuchte, hielt ich im Flur an der kleinen Ablage inne, nahm den Brieföffner voller Neugier in die Hand, betrachtete ihn bewusst von allen Seiten und stellte voller Erleichterung fest, dass dieser dolchartige, spitze Gegenstand, wie immer ich ihn auch drehte und wendete, nicht die geringste Angstempfindung in mir auszulösen vermochte.

Ausschnitte aus dem Arzneimittelbild von **Silicea terra** (Kieselsäure)

- *Barthel, H. (Nr.1, S. 386):*

  Empfindlich gegen spitze, auf sie gerichtete Gegenstände

Fallbeispiel Nr.14

Ein typisches „Fall"-Beispiel

Es war an einem Samstagnachmittag im Herbst und ich hatte Notdienst. Das Sprechzimmer meiner Praxis sowie mein privater Aufenthaltsraum mündeten in einen großen mit einem schönen Jugendstilfenster versehenen Hausflur. Ich liebte dieses Fenster und genoss es immer wieder aufs Neue, wenn die Abendsonne die Farben der bunten, geschwungenen Glasornamente warm aufleuchten ließ und die nach oben führende Eichenholztreppe mit dem alten schönen Geländer so recht zur Geltung brachte. So auch an diesem Abend. Ich hatte gerade den letzten Patienten an der Haustüre verabschiedet und registrierte beim Durchqueren des Flures schmunzelnd, dass meine betagte Hauswirtin und die mit ihrem erwachsenen Sohn über ihr wohnende Frau H. auf dem Treppenabsatz der ersten Etage ihr übliches Abendschwätzchen hielten.

Kurz darauf hörte ich einen gellenden Schrei, dann folgte ein gewaltiger dumpfer Schlag! Obwohl ich sofort in den Flur rannte, konnte ich nicht verhindern, dass Frau H., eine schwere, stattliche Frau, welche durch einen unachtsamen Schritt hinterrücks mit dem Kopf nach unten auf die Treppe gefallen war und diese durch die Wucht des Falles immer weiter hinabrutschte, mit dem Schädel mehrmals hart auf drei oder vier Treppenstufen aufschlug, bevor ich sie in meinen Armen auffangen konnte. Sie schien mehrere Sekunden bewusstlos zu sein, hatte eine größere Platzwunde am Hinterkopf und lehnte - wieder zu sich gekommen - jede ärztliche Behandlung energisch ab. Ihr fehle nichts! Ungeachtet ihres Protestes bestellten ihr herbeigeeilter Sohn und ich sofort einen Notfallwagen.

Bevor dieser mit dem Notarzt eintraf, gelang es uns mit ein wenig Geduld, Frau H. zu der Einnahme einer Arnica-C30 - Tablette zu überreden. Nach der Röntgenuntersuchung und der chirurgischen Versorgung ihrer Kopfwunde wieder zu Hause angelangt, erhielt sie Arnica D6 in immer größeren Abständen. Die Ärzte hatten der älteren Dame wegen des Verdachts einer Gehirnerschütterung nur strikte Bett-

80

ruhe verordnet. Mir war der Schreck regelrecht in die Glieder gefahren. Hatte ich doch wegen der Schwere des Sturzes im ersten Moment mit dem Allerschlimmsten gerechnet.

Da ich privat außerhalb von Bad Godesberg wohnte, schlief ich während meiner Wochenend-Notdienste zumeist in der Praxis. Nach einer unruhig verbrachten Nacht wurde ich am darauffolgenden Morgen durch ein eigenartiges Geräusch an der Haustüre geweckt. Ich öffnete die Türe zum Flur und erblickte Frau H., welche sich an der Haustür zu schaffen machte und offenbar mit dem Öffnen des am Vortage neu angebrachten Türriegels nicht zurecht kam. Es sei mit ihr alles in Ordnung. Ihr täte nichts weh, sie fühle sich vollkommen fit und wolle jetzt zur Sonntags-Frühmesse in die Kirche gehen, um dem lieben Gott zu danken, dass alles so glimpflich abgelaufen sei! Weder ihr Sohn noch ich konnten sie von ihrem Vorhaben abbringen.

In den darauffolgenden Jahren habe ich mich noch oft mit Frau H. unterhalten können. Ihr schwerer Treppensturz hatte zu keinerlei Folgebeschwerden geführt. Kopfschmerzen oder andere Störungen im Kopfbereich sind ihr nach wie vor völlig fremd.

Ausschnitte aus dem Arzneimittelbild von **Arnica montana** (Bergwohlverleih)

- *Barthel, H. (Nr.1, S.42-45):*

  Gehirnerschütterung, Folgen von Kopfverletzungen
  Beschwerden durch Erschütterung
  Folgen von Verletzungen; Verletzung der Muskeln, der Weichteile;
  Verletzungsschock
  resorbierende Wirkung
  Bewusstlosigkeit durch Gehirnerschütterung
  Verweigert die Medizin
  Behauptet trotz schwerer Erkrankung gesund zu sein

- *Hahnemann, S. (aus Buchmann, W., Nr.3, S. 33 u.35):*

  Die spezifische Heilkraft dieses Krautes ist eine Hilfe gegen das allgemeine Übelbefinden, welches von einem schweren Fall, von

Stößen, Schlägen, von Quetschungen, Verheben oder vom Über-
drehen oder Zerreißen der festen Teile unseres Körpers entsteht.

Fallbeispiel Nr.15

Wespenstich bei einer Blaustirnamazone

Per Telefon fragte eine aufgeregte Dame, ob sie unverzüglich in die Praxis kommen könne, da ihre Blaustirnamazone vermutlich soeben von einer Wespe in den Hals gestochen worden sei!

Sie habe den Vorgang zwar nicht direkt beobachtet und sei erst aufmerksam geworden, als der Papagei plötzlich angefangen habe, pausenlos heftig mit dem Kopf zu schütteln und sich am Hals zu kratzen. Auf dem Käfigboden habe neben Früchten eine halbtote, noch zappelnde Wespe gelegen.

In der Praxis wirkte die Amazone unruhig und gereizt und wies im oberen Halsbereich eine pralle, etwa kirschgroße, glasig aussehende, blassrosafarbene Schwellung auf, die sie offensichtlich sehr störte.

Neben der eindeutigen Causa bot der Vogel ein so typisches Apis-Bild, dass es der in den Fachbüchern angegebenen Hinweise auf die bewährte Indikation von Apis nach Bienen- oder Wespenstichen eigentlich nicht mehr bedurfte.

Ausschnitte aus dem Arzneimittelbild von **Apis mellifica** (Honigbiene)

- *Stauffer, K. (Nr.25, S.89):*

  Haut: Akute Entzündungen und wassersüchtige Anschwellung
  Stechen, Brennen, Jucken mit Rötung und Schwellung
  Stimmung: Unruhe, nervös, stets geschäftig, ängstlich, reizbar

- *Westerhuis, A.H. (Nr.28, S. 121):*

  Charakteristisch für dieses Mittel sind akut auftretende Schwellungen der Haut als allergische Reaktion zum Beispiel nach einem Bienen- oder Wespenstich

Also injizierte ich dem kleinen Patienten 0,25 ml Apis C30 und gab der Patientenbesitzerin, welche wegen Terminabsprachen wieder dringend

nach Hause musste, zur Sicherheit noch eine Apis C30 Tablette mit auf
den Weg. Sie erhielt die Anweisung, ca. eine Stunde beobachtend abzuwarten. Falls der Zustand des Tieres sich bis dahin nicht gebessert habe,
solle sie versuchen, der Amazone diese Tablette zerpulvert mit irgendeinem Leckerbissen zu verabreichen.

Eine Woche später wurde mir telefonisch mitgeteilt, dass „Jocki" sich
nach der Injektion sehr rasch beruhigt habe und die Anschwellung am
Hals bereits nach einer knappen Stunde fast gänzlich verschwunden
gewesen sei. Die Eingabe der mitgegebenen Tablette habe sich somit
erübrigt.

Fallbeispiel Nr.16

Ein moribunder Igel

Vor einigen Jahren erschien an einem Nachmittag im August ein Polizist mit einem Karton in meiner Praxis. Er stellte ihn behutsam auf den Praxistisch, öffnete ihn gerade soweit, dass ich in seinem Innern einen Igel erkennen konnte und berichtete, dass er den kleinen Kerl einige Kilometer von der Praxis entfernt am Straßenrand liegend gefunden habe. Über Funk hätte er von meinem Notdienst erfahren und sei deshalb unverzüglich hierher gekommen. Während der Aufnahme des Vorberichtes erfuhr ich von ihm so nebenbei, dass er selber vor Jahren einmal einen winzigen, untergewichtigen Igel aufgepäppelt und bei sich zu Hause habe überwintern lassen. Der Umgang mit dem drolligen Stacheltier sei damals so interessant und vergnüglich gewesen, dass es ihm direkt schwer gefallen sei, sich im Frühling pflichtgemäß von dem kleinen Kerl zu trennen und ihn in die Freiheit mit all ihren Gefahren zu entlassen. Seit dieser Zeit müsse er immer, wenn er einen Igel sähe, an seinen ehemaligen Schützling denken!

Beim Herausnehmen aus dem Karton zeigte der Igel keinerlei Reaktionen, wirkte völlig schlaff und blieb ausgestreckt auf der Seite liegen. Trotz des sommerlich warmen Wetters waren sein Körper und vor allem seine Gliedmaßen auffallend kalt. Die Zunge und die Haut hatten eine blaß-zyanotische Farbe. Hin und wieder holte er schnappend Luft. Äußere Verletzungen oder ein massiver Ektoparasitenbefall waren nicht zu erkennen.

Da das Tier bereits im Sterben lag, wollte ich dem jungen Mann, welcher mich voller Zuversicht erwartungsvoll anschaute, gerade erklären, dass dem Findling in diesem Stadium „mit an Sicherheit grenzender Wahrscheinlichkeit" nicht mehr zu helfen sei, als mein Blick auf eine im Notfallkästchen meines Medikamentenschrankes stehende homöopathische Arznei fiel, über welche in der diesbezüglichen Fachliteratur wahrhaft Erstaunliches berichtet wird. Ich hatte sie mir deshalb vor längerer Zeit besorgt. Ausgerechnet nun, da ich erstmals einen Patienten vor mir hatte, dessen Symptomenbild dem Arzneimittelbild dieses

Mittels in so mancher Hinsicht entsprach, hätte ich es fast vergessen! Es war Carbo vegetabilis.

Obwohl ich mir nicht vorstellen konnte, dass noch irgendein Mittel in der Lage sein könne, den moribunden Igel zu retten, wollte ich andererseits nichts unversucht lassen. So injizierte ich ihm 0,2ml Carbo vegetabilis subkutan und erklärte dem Polizisten, dass man nun erst einmal die Wirkung dieses Medikamentes abwarten müsse.

Falls der desolate Zustand seines Findlings innerhalb der nächsten Stunde jedoch keine Besserung erfahre oder dessen Befinden sich auf irgendeine Weise vorher verschlechtere, würde ich den Igel, um ihm unnötiges Leiden zu ersparen, einschläfern. Der junge Igelfreund war einverstanden, konnte indes nicht länger in der Praxis verweilen, da er über Funk zu einem neuen Einsatz gerufen wurde.

Voller Skepsis legte ich den kleinen stacheligen Patienten wieder vorsichtig in den Karton und stellte diesen mit äußerst gemischten Gefühlen in einen ruhigen Nebenraum. Die Türe zu diesem Raum ließ ich angelehnt. Nach etwa dreißig Minuten hörte ich plötzlich ein merkwürdiges scharrendes Geräusch. Ich ergriff die schon bereit gelegte Spritze mitsamt dem Euthanasierungsmittel und eilte in das benachbarte Zimmer, ganz darauf eingestellt, ein im Todeskampf zappelndes Tier zu erlösen.

Doch als ich mich dem Karton näherte, glaubte ich meinen Augen nicht zu trauen: Ich erblickte einen mich mit blanken Augen musternden Igel, welcher sich offensichtlich energisch an der Kartonwand zu schaffen gemacht hatte, weil er aus dieser ihn beengenden Behausung heraus wollte!

Das kleine Stacheltier zeigte nunmehr ein fast normales Verhalten und rollte sich, als ich es aus dem Karton herausnehmen wollte, nach einem kurzen erschreckten Zusammenzucken, sofort ein. Da meine Sprechstundenhilfe kurz darauf Feierabend hatte, mein Notdienst mich jedoch noch bis zum nächsten Tag in der Praxis festhielt, nahm sie den Igel voller Begeisterung mit. Sie bewohnte mit ihren Eltern am Rande der

Stadt ein kleines Haus mit einer Terrasse, so dass dem Findling die Möglichkeit geboten werden konnte, sich dort unter Kontrolle frei zu bewegen. Zuvor verabreichte ich ihm für alle Fälle als allgemeines Roborans noch eine Mischung aus Traubenzucker, Vitaminen des B-Komplexes und Aminosäuren.

Einige Stunden später rief meine Hilfe mich fröhlich an und berichtete, dass der kleine Kerl, die neue Umgebung neugierig inspizierend, bereits herumgetrollt sei und sich im Augenblick schmatzend über das ihm hingestellte Schabefleisch hermache. Falls er Kot absetze, würde sie diesen, wie vereinbart, am nächsten Tag zur Untersuchung auf Lungenwurmlarven und Wurmeier mitbringen. Während der Nacht muss sich der Zustand des stacheligen Patienten jedoch plötzlich verschlechtert haben. Als meine Hilfe in aller Frühe am nächsten Morgen nach ihm schaute, lag er mit geschlossenen Augen wiederum ausgestreckt, kalt und teilnahmslos in dem von ihr so liebevoll zurecht gemachten Schlafhäuschen. Diesmal blieb die erneute Verabreichung von Carbo vegetabilis völlig wirkungslos und der Igel starb.

Anmerkung: Bedauerlicherweise habe ich diesen Findling nicht seziert! So bleibt ungewiss, welche Ursache (äußere stumpfe Gewalteinwirkung mit inneren Verletzungen, massiver Endoparasitenbefall o.a.) dem so desolaten Zustand des Stacheltieres eigentlich zugrunde gelegen hat.

Obwohl die Behandlung des kleines Igels nun schon Jahre zurückliegt, beschäftigt mich die Frage immer noch, ob das kleine Stacheltier durch eine erneute Verabreichung von Carbo vegetabilis unmittelbar zu Beginn der nächtlichen Verschlechterung möglicherweise noch zu retten gewesen wäre oder nicht. Unabhängig von dieser Frage zeigt dieses Fallbeispiel jedoch, dass Carbo vegetabilis in der Lage war, auf eine wundersame Weise selbst bei einem so kleinen Igel ein vorübergehendes Wiederaufleben seiner bereits verlöschenden Lebenskraft zu bewirken.

Vor allem aber erinnerte mich dieser kleine Fall späterhin immer wieder daran, dass eine noch so eindrucksvolle Befindensbesserung nach einer einzigen Verabreichung von Carbo vegetabilis nie dazu verleiten darf, die Behandlung des betreffenden Tieres als abgeschlossen anzusehen. Ist doch der Carbo vegetabilis erfordernde „End-Zustand" eines Patienten in den allermeisten Fällen nicht die Folge eines akuten Geschehens, sondern die Folge einer vorausgegangenen chronischen, mit Organschäden einhergehenden Erkrankung. Darum ist es verständlich, dass derartige Fälle - um eine wirkliche Heilung zu erreichen - eine ständige Kontrolle der Patienten sowie weitere gezielte homöopathische oder allopathische Medikationen erfordern!

Indirekt weist auch Hahnemann darauf hin, dass es vor allem die *akuten* Krankheiten sind, welche durch die nur einmalige Verabreichung eines passenden homöopathischen Mittels in ihrer Totalität geheilt werden können. So heißt es im § 154 seines Organon (Nr.12): „ Eine Krankheit *von nicht zu langer Dauer* wird gewöhnlich durch die erste Gabe des am besten passenden, homöopathischen Heilmittels ohne bedeutende Beschwerden aufgehoben und ausgelöscht."

Ausschnitte aus dem Arzneimittelbild **Carbo vegetabilis**
(Holzkohle)

● *Charette, G .(Nr.4, S. 150):*

   Kommt in Betracht bei Fällen, bei denen sich die akute Krankheit als Folgeerscheinung einer vorangegangenen erschöpfenden Erkrankung in den Organismus eingenistet zu haben scheint
   Carbo vegetabilis ist das Heilmittel der Agonie, es mildert den Todeskampf, wenn die Lebenskraft erschöpft ist; doch bewirkt es in verzweifelten, hoffnungslos erscheinenden Fällen bisweilen regelrechte Wiederauferstehungen

● *Nash, E.B. (Nr.20, S. 30):*

   Lebenskräfte fast erschöpft. Außenseite des Körpers kalt, besonders von den Knien zu den Füßen, liegt reglos, wie tot, da. Atem kalt, Puls aussetzend, fadenförmig,
   kalter Schweiß an den Gliedern
   Stagnation des Blutes in den Kapillaren, bläuliches Aussehen, Kälte
   Carbo vegetabilis hat solche Fälle gerettet

Fallbeispiel Nr.17

Perforierende Hornhautverletzung

An einem Sommertag wurde ein mir seit Jahren vertrauter drolliger Mischling bayerischen Ursprungs, mit dem Rufnamen „Wastl", von seinem aufgeregten Frauchen in meine Praxis gebracht. Er hatte sich kurz zuvor in einem Gebüsch am linken Auge verletzt und schien heftige Schmerzen zu haben.

Ein Dorn steckte in der Hornhaut und war in die vordere Augenkammer eingedrungen. Etwa ein knapper Millimeter schaute außen heraus. Da Wastl mich mochte und, wenn es drauf ankam, auch bei etwas unangenehmeren Behandlungen immer brav stillhielt, ließ sich eine Vollnarkose umgehen. Nachdem die Wirkung des Lokalanaesthetikums eingetreten war, gelang es ohne Schwierigkeit, den Dorn unbeschädigt herauszuziehen. Anschließend erhielt mein vierbeiniger Freund eine Gabe Aconitum C30 und konnte, nachdem er erst einmal tüchtig gelobt worden war, endlich vom Tisch springen, um sich erwartungsvoll und schwanzwedelnd zu meinem Schreibtisch zu begeben, auf welchem - wie er ganz genau wusste - stets eine Dose mit schmackhaften Hundekuchen stand. Und einen solchen hatte er an diesem Tag ja nun wirklich verdient!

Auf Aconitum kam ich, weil ich zufälligerweise kurz zuvor irgendwo gelesen hatte, dass dieses Mittel sich bei akuten Augenverletzungen und insbesondere nach dem Eindringen und Entfernen von Fremdkörpern sehr bewährt habe.

Am folgenden Tag rief mich sein Frauchen an und berichtete, dass das Auge völlig unauffällig sei und der Wastl sich überhaupt nicht darum kümmere. Trotzdem bat ich sie, am folgenden Tag zu einer kurzen Kontrolluntersuchung vorbeizukommen, was auch geschah. Zu meiner Freude war die vordere Augenkammer des betroffenen Auges völlig klar. Auch die Hornhaut zeigte keinerlei Trübung. Sie war glatt, feucht, glänzend und nichts deutete mehr darauf hin, dass das Auge vor zwei Tagen eine perforierende Verletzung erlitten hatte.

Ausschnitte aus dem Arzneimittelbild von **Aconitum napellus**
(Blauer Eisenhut, Sturmhut)

- *Dewey, W.A. (Nr.7, S. 73):*

  Aconit wird am Beginn der Conjunctivitis bevorzugt, sowie bei
  irgendeiner anderen Entzündung des Auges, wenn sie traumatischen
  Ursprungs ist oder
  durch einen Fremdkörper verursacht wurde
  nach Operation der Augen: Aconit: Hauptmittel

- *Farrington, H. (Nr.10, S. 68):*

  Die Folgen einer Augenverletzung verdienen besondere Beachtung.
  Bei Quetschungen oder Verletzungen von Weichteilen ist Arnica das
  beste Mittel;
  Aconit ist angezeigt nach chirurgischen Eingriffen....und durch die
  Reizung von Fremdkörpern im Auge wie von einem Eisenspan

90

Fallbeispiel Nr.18

Wie ein warmer Kachelofen zum Simile führte

Es war während einer Hausbesuchsfahrt an einem kühlen Oktobernachmittag, als ich durch den Druck des Lenkrades wieder an den kleinen Finger meiner rechten Hand erinnert wurde, dessen gesamte Spitze einschließlich des Gelenkes seit eineinhalb Tagen geschwollen, gerötet und sehr berührungs- und druckempfindlich war. Ich hatte anfänglich eine Infektion als Ursache dieser Entzündung vermutet, konnte aber nirgendwo eine Einstichstelle, einen Splitter oder eine sonstige Läsion entdecken. Jedenfalls war das erste Fingergelenk mit beteiligt. Belladonna D6 hatte bisher keinerlei Erleichterung gebracht.

An meinem ersten Hausbesuchsziel angekommen, wurde ich von der Dame des Hauses in einen großen, mit einem wunderschönen Kachelofen versehenen Wohnraum geführt. Da mein kleiner Hunde-Patient erst noch aus dem Garten geholt werden musste, ging ich spontan auf den eine milde Wärme ausstrahlenden Ofen zu, legte meine Hände genüsslich an seine Kachelwand und zuckte unmittelbar darauf erschrocken zurück: Während alle übrigen Finger diesen Kontakt als äußerst wohlig empfunden hatten, war die linde Wärme der Kacheln für den entzündeten kleinen Finger nicht auszuhalten gewesen!

Diese Modalität ließ mich erstmals an Apis und ganz am Rande auch an Ledum denken. Beide Mittel waren mir vorher nicht in den Sinn gekommen, da das ihnen zugeschriebene Verlangen nach Kälte in meinem Finger gar nicht so ausgeprägt war und auch die Schmerzen nicht so brennend und stechend waren, wie man es bei einer Entzündung, die z.B. Apis erfordert, erwarten würde. Da der schmerzhaft geschwollene Bereich meines kleinen Fingers nicht blass, sondern deutlich gerötet war, verabreichte ich mir, sobald ich wieder im Wagen saß, eine Gabe Apis C30. Bereits am nächsten Morgen waren sämtliche Kleinfingersymptome weitgehend verschwunden.

Mir war zwar durchaus bekannt, dass lokale Wärme alle Apis erfordernden Entzündungen verschlechtert und von den betroffenen Patienten als sehr unangenehm empfunden wird. Ich hätte jedoch niemals gedacht (und das war für mich das eigentlich Interessante an diesem Eigen-Erlebnis), dass bereits eine derart linde lokale Wärme bei Apis-Entzündungen geradezu *unerträglich* sein kann!

Ausschnitte aus dem Arzneimittelbild von **Ledum palustre** (Sumpfporst)

- *Nash, E.B. (Nr.20, S.266-268):*

  Ledum ist ein sehr wertvolles Mittel gegen Rheumatismus
  Der Ledum-Rheumatismus fängt in den Füßen an und wandert aufwärts
  Bei der akuten Form sind die Gelenke geschwollen, heiß, aber nicht gerötet
  Die Anschwellungen sind blass
  Unter Ledum ist die Besserung durch Kälte so ausgesprochen, daß zuweilen das einzige Besserungsmittel darin besteht, die Füße ins kalte Wasser zu halten
  Die Schmerzen verschlimmern sich nachts und von der Bettwärme
  Ledum ist ein gutes Mittel gegen Stichwunden, wie Einstechen eines Nagels in den Fuß oder eines Pfriemes in die Hand usw., auch gegen Insektenstiche, besonders von Mücken

Ausschnitte aus dem Arzneimittelbild von **Apis mellifica** (Honigbiene)

- *Charette, G. (Nr.4, S. 64-65):*

  Verschlimmerung durch Wärme, durch Druck, durch Berührung; am Nachmittag
  Vorherrschende Angriffsseite: Rechts

- *Voegeli, A. (Nr.26, S.67-68):*

  Apis-Patienten werden durch Wärme verschlimmert, durch frische Luft aber gebessert, ebenso durch örtliche kalte Anwendungen.
  Die Empfindungen bei Apis sind: heftige Schmerzen, Stechen, juckendes Brennen, Zerschlagenheits- und Steifheitsgefühl in den Geweben
  Apis ist sehr häufig angezeigt bei Arthritis in den Fingern

Fallbeispiel Nr.19

Jockels „Nach-Mäus'chen-Buddeln" und seine schmerzhaften Folgen

Der junge Zwerg-Rauhhaardackel soll, nachdem er gestern immer wieder wie verrückt im Wald nach Mäus'chen gebuddelt habe, heute partout nicht mehr laufen wollen. Aber auch beim Liegen fände er keine rechte Ruhe. Wenn man ihn hochheben wolle, schreie er auf. Wärme scheine ihm gut zu tun.

Jockel, so ließ der Vierbeiner, machte auch bei mir in der Abendsprechstunde immer nur zwei oder drei Schritte und war durch nichts zu bewegen, ein wenig länger umherzugehen. Die Untersuchung des kleinen Kerls ergab eine enorme Schmerzempfindlichkeit der Nacken- und Oberarmmuskulatur. Die klinische Diagnose war klar: Hochgradige Myalgie als Folge einer Überanstrengung. In wieweit eine eventuelle Bandscheibenschädigung im Halsbereich mit im Spiel war, ließ sich zu diesem Zeitpunkt noch nicht sagen. Auf meinen telefonischen Rat hin, hatte der Hundebesitzer, welcher aus Termingründen erst nach 19 Uhr in die Praxis kommen konnte, während des Tages Jockel bereits 7 Arnica D6 - Tabletten verabreicht.

Ausschnitte aus dem Arzneimittelbild von **Arnica montana** (Bergwohlverleih)

- *Farrington, H. (Nr.10, S.143-144):*

  Folgen von Verletzungen, Überanstrengungen
  Furcht vor Annäherung oder Berührung
  Verschlechterung: Berührung, Druck, körperliche Anstrengung, Erschütterung
  Besserung: Wärme

- *Köhler,G. (Nr.17, Bd.II, S. 435):*

  Bei vielen Formen der körperlichen Überanstrengung ist Arnica hilfreich und auch hier wieder unser erstes Mittel.

Da Arnica in diesem Fall jedoch keine Besserung gebracht hatte, führten mich die Causa, die auffallende Ruhelosigkeit des Patienten und sein Verlangen nach Wärme gedanklich nun zu einem weiteren Überanstrengungsmittel, zu Rhus toxicodendron, obwohl das Hauptleitsymptom dieses Mittels, „Besserung durch fortgesetzte Bewegung", bei diesem Vierbeiner, wenn überhaupt, dann nur sehr versteckt in Erscheinung trat. Ob der ständige Lagewechsel dem kleinen Dackel eine kurzfristige Linderung seiner Beschwerden brachte oder nur aus einer inneren Unruhe heraus erfolgte, war natürlich nicht zu ergründen. Erfreulicherweise ließen einige Gaben dieses Mittels Jockel innerhalb weniger Stunden gesunden.

Ausschnitte aus dem Arzneimittelbild von **Rhus toxicodendron** (Giftsumach)

- *Barthel, H. (Nr.1, S. 358-364):*

  Überanstrengung der Muskeln und Sehnen durch Überheben
  Verlangen nach Lagewechsel
  Ruhelosigkeit: muß sich ständig bewegen; innerliche, bei Kindern
  Steifheit nach Anstrengungen

- *Mezger, J. (Nr.19, Bd.II, S. 1240-1243):*

  Folgen von Verrenkung oder Überanstrengung
  Ruhelosigkeit und unwillkürlicher Drang, sich zu bewegen
  Die Schmerzen lassen ihn nicht einen Augenblick in der gleichen
  Lage verweilen, sondern zwingen ihn, sich ständig zu bewegen
  Besserung durch Wärme

- *Voegeli, A. (Nr.26, S. 67):*

  Folgen von übermäßigen und länger dauernden Anstrengungen
  (überbeanspruchtes Herz bei Sportlern, Zerschlagenheit, Muskelkater,
  traumatische Affektionen und partielle Muskelrisse)
  Besserung durch Wärme, warme Bäder, warme Getränke,
  Lageveränderung, durch fortwährendes Bewegen

Fallbeispiel Nr.20

Magen-Darmverstimmung bei einer Katze

Eines Vormittages kamen um das leibliche Wohl ihres Kätzchens besorgte Eheleute in meine Praxis. Der junge Ehemann berichtete, dass ihr kleiner Vierbeiner sich noch völlig unauffällig verhalten habe, als seine Frau und er am Freitagabend gegen Mitternacht von einer Party nach Hause gekommen seien. Kurz darauf habe das Tier mit dem Erbrechen angefangen und benähme sich seitdem völlig anders als sonst. Der sonst stets ruhige, ausgeglichene Kater wirke seit gestern Nacht plötzlich auffallen ängstlich und renne - wie von einer inneren Unruhe getrieben - ständig in der Wohnung umher. Alle paar Minuten liefe er, als ob er sehr durstig sei, zu seinem Wassernapf, trinke aber eigenartigerweise stets nur ganz wenig, um kurze Zeit danach das Getrunkene wieder von sich zu geben. Dies sei die ganze Nacht so gegangen. Inzwischen wirke er recht erschöpft und scheine auch zu frieren, da er entgegen seiner sonstigen Gewohnheit ständig die Nähe der Heizung aufsuche. Gegen morgen habe er obendrein noch sehr übel riechenden Durchfall bekommen.

Soweit der Vorbericht.
Die Allgemeinuntersuchung des Tieres ergab außer einer gewissen Mattigkeit keinen besonderen Befund. Nach der möglichen Ursache für diese Magen-Darmverstimmung gefragt, konnte der Ehemann keine erklärende Auskunft geben. Die Katze sei immer nur in der Wohnung und halte sich höchstens ab und zu einmal kurz auf dem Balkon auf. Man verabreiche ihr stets das gleiche Futter und gäbe ihr auch immer nur Wasser zu trinken. Nein, an Pflanzen knabbere sie auch nicht. Der Abfalleimer? Der stehe so, dass die Katze keinesfalls an ihn herankommen könne, um heimlich irgend etwas zu stibitzen.

Ob sie zu Kaltes gefressen haben könne? Der junge Ehemann schaute seine Frau fragend an, welche sich daraufhin etwas kleinlaut an mich wandte: „Ja, schon! Aber kann denn *das* die Ursache für diese Erkrankung sein? Wissen sie, ich war gestern so in Eile, weil ich doch vor der Party noch allerhand zu richten hatte und habe das Katzenfutter, nachdem ich es aus dem Eisschrank genommen hatte, erstmals sofort in Katerchens Fressnapf gegeben, ohne es vorher ein wenig warm werden zu lassen."

Nur selten werden im Praxisalltag die wichtigsten Merkmale eines Arzneimittelbildes derart vollständig und präzise dargeboten, wie in diesem Fall! Ohne es zu wissen, hatte der Katzenbesitzer, indem er die auffallenden, charakteristischen körperlichen und psychischen Symptome seines erkrankten Tieres so genau schilderte, mich schon während des Zuhörens im Gesamtsymptomenbild seines Vierbeiners immer deutlicher das typische Arzneimittelbild von Arsenicum album erkennen lassen. Da die durch mein gezieltes Nachfragen ermittelte Krankheitsursache ebenfalls gut zu Arsenicum album passte, war ich diesmal meiner Sache absolut sicher, gab dem Ehemann einige Globuli dieses Mittels und riet, dem Katerchen bis zum Eintritt der Besserung stündlich 5 dieser Globuli zu verabreichen.

Als ich vereinbarungsgemäß am nächsten Morgen angerufen wurde, war ich keineswegs überrascht, als ich erfuhr, dass bereits nach den beiden ersten Arzneigaben das Befinden des Vierbeiners schlagartig besser geworden sei. Der Durchfall und das Erbrechen hätten sofort aufgehört, wie überhaupt das ganze Verhalten des Tieres sich sehr schnell normalisiert habe. Der Kater habe sich nach einigen Stunden bereits wieder entspannt auf dem Teppich geräkelt und sie wie ehedem zum Spielen animiert. Dabei sei er vormittags doch noch so hinfällig gewesen!

Als die Patientenbesitzerin zum Schluss nach dem Namen des Medikamentes fragte, weil sie es für etwaige künftige Magen-Darmverstimmungen ihres Katers gerne griffbereit zu Hause wüsste, musste ich sie natürlich enttäuschen, da Arsenicum album ja nur deshalb das ihn sanft, schnell und sicher von seinem Leiden befreiende Mittel gewesen war, weil sein Gesamtsymptomenbild sowie die Ursache der Erkrankung am Vortage dem Arzneimittelbild von Arsenicum album am besten entsprochen hatte. Auf ihren fragenden Blick hin versuchte ich ihr klar zu machen, dass bei einer erneuten, eventuell durch andere Ursachen ausgelösten Verdauungsstörung bei dem Kater durchaus völlig andere körperliche und psychische Symptome im Vordergrund stehen könnten.

Arsenicum album würde in einem solchen Fall gar nichts bewirken! Ein krankes Tier (für den Menschen gelte dies natürlich genauso) benötige zu seiner Heilung aus homöopathischer Sicht immer nur das zu seinem jeweiligen aktuellen Symptomenbild am besten passende Mittel, welches bei Verdauungsstörungen darum in dem einen Fall vielleicht „Arsenicum album", in einem anderen jedoch durchaus „Nux vomica", „Ipecacuanha" oder auch ganz anders lauten könne.

Wie sieht nun das Vergiftungsbild bzw. die Arzneimittelsymptomatik von Arsenicum album, dem Mittel, welches dem kleinen Kater so prompt geholfen hat, eigentlich aus?

Ausschnitte aus dem Arzneimittelbild von **Arsenicum album**
(weißes Arsenik)

- *Barthel, H. (Nr.1, S.46-53):*

  Beschwerden nach Mitternacht
  Durst auf kleine Mengen, und oft
  Erbrechen sofort nach dem Trinken kleinster Mengen
  Wärme bessert (außer Kopfschmerzen)

- *King, G. (Nr.15, S. 72):*

  Die auslösenden Ursachen für den Brechdurchfall können
  verschiedener Art sein
  Bei Kleintieren kommt zu altes und verdorbenes Futter in Frage
  sowie Fleisch-, Wurst- oder Fischvergiftungen (bes. bei Katzen)
  Die Aufnahme von kaltem oder gefrorenem Futter sowie das
  Schneefressen beim
  Hund können ebenfalls zu einer Arsenicum- Gastroenteritis führen

- *Mezger, J. (Nr.19, Bd.I, S.240-245):*

  Der Arsenpatient ist in ständiger Bewegung und ist durch Unruhe
  und Angst
  umhergetrieben
  Kältegefühl über dem ganzen Körper
  Verlangen nach Wärme und Besserung dadurch
  Heftiger Durst, trinkt viel, aber nur wenig auf einmal

Heftiges Erbrechen unaufhörlich, solange noch etwas im Magen ist
Selbst Wasser wird alsbald erbrochen
Durchfälle mit häufigen, kleinen übel riechenden Stühlen
nach dem Stuhl völlige Erschöpfung
Verschlimmerung besonders nach Mitternacht (0 bis 3 Uhr)

Fallbeispiele Nr.21, 22 und 23

Die Anwendung von Nux vomica bei Kotabsatzschwierigkeiten

A) bei einem Wellensittich

Vorbericht:

Der männliche Wellensittich leide seit mehreren Tagen an einer hartnäckigen Verstopfung, zeige immer wieder erfolgloses Drängen auf Kot, sei auch nicht mehr so munter wie früher und säße meistens aufgeplustert und still auf seiner Lieblingsstange.

Therapie:

Nach Nash, E.B. (Nr.20, S.3) sollte man bei derartigen Kotabsatzschwierigkeiten (so die Gesamtheit der Symptome des betreffenden Krankheitsbildes nicht ein anderes Arzneimittelbild erkennen lässt) in erster Linie immer an Nux vomica, die Brechnuss, denken.

Dieser Worte eingedenk, injizierte ich dem Sittich 0,2ml Nux vomica C30 und bat seine Besitzerin, mich im Falle einer Verschlimmerung sofort zu verständigen und ansonsten mir nach einigen Tagen jedenfalls einen telefonischen Lagebericht zu geben.

So geschah's, und sie berichtete mir am übernächsten Tag, dass bereits am Abend des ersten Behandlungstages die Darmtätigkeit des Vogels schlagartig eingesetzt und gleichzeitig der Drang auf Kot nachgelassen habe. Der Sittich sei schon wieder „ganz der Alte", hüpfe lebhaft von einer Stange zur anderen, klettere viel umher, schwätze wie üblich mit seinem Phantompüppchen und auf dem Käfigboden lägen wieder so zahlreiche normal geformte Häufchen wie ehedem.

B) bei einer Hündin

Vorbericht:

Im Juni 1989 brachte meine Reinigungshilfe ihre zum Zeitpunkt der Behandlung neunjährige Airedale-Terrierhündin mit in die Praxis und berichtete, dass ihr Vierbeiner seit acht Tagen „irgendwie verstopft" sei. Obwohl er sich im Freien immer wieder stark pressend zum Häufchenmachen hinhocke, führe dies zu keinem rechten Erfolg. Während die Hündin normalerweise mit einer schönen Regelmäßigkeit gut geformte, große „Würstchen" zu produzieren pflege, setze sie jetzt - trotz aller Anstrengungen - entweder gar keinen oder nur ganz wenig Kot ab. Dieser sei aber merkwürdigerweise keineswegs hart oder trocken, sondern eher weich. Er rieche völlig unauffällig und zeige weder Schleim- noch Blutbeimengungen. Der Urinabsatz sei völlig normal. Sie habe bis jetzt dem Ganzen keine besondere Bedeutung beigemessen, da das Tier nach wie vor gut fräße und überhaupt in jeder Hinsicht „gut dabei" und munter sei. Das konnte man auch an dem lebhaften, freudigen Gebell erkennen, mit dem die Hündin, als sie sich der Praxis näherte, bereits von weitem ihr Kommen angekündigt hatte.

Therapie:

Da die Allgemeinuntersuchung der Hündin, insbesondere die Inspektion ihrer Afterpartie und die rektale Untersuchung keinen besonderen Befund ergaben, injizierte ich dieser vierbeinigen Patientin 1,5 ml Nux vomica C30, gab ihrem Frauchen einige Tropfen des gleiches Mittels mit und bat sie, so der lästige Drang auf Kot am nächsten Tag nicht verschwunden sei, der Hündin am folgenden Abend noch einmal 5 Tropfen dieser Arznei zu verabreichen.

Zwei Tage später berichtete meine Hilfe, dass Nux vomica prompt gewirkt habe, denn ihr Vierbeiner produziere wieder wie ehedem und ohne jedes Drängen „schöne große, wohlgeformte Würstchen in ausreichender Menge".

C) bei einer Schildkröte

Vorbericht:

Im Juli 1990 erschien ein junger Mann mit einer ca. sechs Jahre alten Schildkröte und berichtete, dass sie seit etwa zwei bis drei Wochen Kotabsatzschwierigkeiten habe. Es sei ihm nämlich aufgefallen, dass das Tier des öfteren erfolglos auf Kot dränge, was dann zu einer Art „Vorfall" führe, da sich hinten jedes Mal ein merkwürdiges, etwa kirschgroßes Gebilde hervorstülpe, welches nach einiger Zeit von selber wieder verschwinden würde. Der Appetit des Tieres habe deutlich nachgelassen. Auch bewege sich „Auguste", so hatte er seinen gepanzerten Vierbeiner genannt, in den letzten Tagen nicht mehr so „flott" wie früher.

Therapie:

Der junge Mann erhielt einige Globuli Nux vomica D12 und dazu die Anweisung, seiner Schildkröte täglich eines dieser Kügelchen auf irgendeine Weise zu verabreichen.

Vier Tage nach Behandlungsbeginn teilte er mir telefonisch mit, dass bereits einen Tag nach der ersten Behandlung das Pressen des Tieres völlig aufgehört habe. Es fräße wieder merklich mehr und mache insgesamt einen besseren Eindruck. Einen Kotabsatz habe er bei der Schildkröte, welche sich inzwischen wieder ganz normal bewege, jedoch noch nicht beobachten können. Ich riet ihm, mit der gleichen Therapie fortzufahren.

Eine Woche nach Behandlungsbeginn berichtete der Schildkrötenbesitzer erfreut, dass nun auch die Verdauung des Tieres nichts mehr zu wünschen übrig ließe. Darum habe er, wie vereinbart, das Medikament abgesetzt.

Anfang August meldete er sich noch einmal und berichtete, dass es „Auguste" nach wie vor „prima" gehe. Falls es zu einem Rückfall komme, würde er mich sofort anrufen.

Ausschnitte aus dem Arzneimittelbild von **Nux vomica**
(Brechnuß oder Krähenauge)

- *Charette, G. (Nr.4, S. 346):*

  Unter physiologische Wirkung: Verstopfung ist ein charakteristisches
  Symptom der Brechnuss; ... Vergebliches, quälendes Entleerungs-
  bedürfnis und erfolgloser Stuhldrang sind sehr häufige Symptome
  Die Brechnuss verursacht Spasmen in allen Darmabschnitten,
  besonders im Afterring

- *Nash, E.B. (Nr.20, S. 2):*

  Häufiger und erfolgloser Drang auszuleeren oder Abgang nur
  geringer Mengen Kot
  nach jedem Versuch. Dieses Symptom ist Gold wert. Es gibt noch
  einige andere Mittel, die es haben, aber keins hat es so ausgesprochen

Anmerkung:

Erfreulicherweise war auch in den drei beschriebenen Fällen Nux vomica
die „passende" Arznei, da sie nicht nur den Sittich und die Airedale-
Terrierhündin, sondern auch die Schildkröte mit dem schönen Namen
„Auguste" schnell, sanft und sicher von ihren Leiden zu befreien vermochte.

Jedoch ist eine derartige, sich bei der homöopathischen Behandlung
eines Patienten einzig und allein auf eine bewährte Indikation stützende,
„auf zeitraubendes Nachfragen verzichtende schnelle Erstverordnung" -
so verführerisch und manchmal unumgänglich sie auch sein mag -
letztlich nie restlos befriedigend, da der Unsicherheitsfaktor bezüglich
des zu erwartenden Heilerfolges doch recht groß ist und bei dieser
Methode der Mittelfindung stets mit Fehlschlägen gerechnet werden
muss. Die Homöopathie ist nun mal ihrem Wesen nach eine Ganzheits-
und keine Indikationstherapie!

Schulmedizinisch geschult und im Indikationsdenken verhaftet, ließ ich
mich von derartigen Misserfolgen anfangs leicht entmutigen, war von der

102

Wirkung der empfohlenen homöopathischen Mittel enttäuscht und vergaß darüber nur zu oft, dass die von erfahrenen Homöopathen zusammengestellten „bewährten Indikationen" lediglich eine Art Hilfestellung für den noch nicht so Sachkundigen und in der Homöopathie Erfahrenen zu betrachten und zudem als eine erste schnelle Orientierungshilfe für den unter Zeitdruck stehenden Praktiker gedacht sind.

Wenn bei der Behandlung eines Patienten die lediglich auf einer bewährten Indikation basierende Therapie keinen Erfolg zeigt, bleibt einem nichts anderes übrig, als den betreffenden Fall nunmehr „methodisch" anzugehen, indem man ihn - diesmal möglichst ohne jeden Zeitdruck - lege artis im Sinne Hahnemanns aufnimmt. Vielleicht schält sich nunmehr durch eine gründliche Anamnese und eine erneute, genaue Beobachtung des erkrankten Tieres ein Symptomenbild heraus, welches uns ermöglicht, den Fall zu individualisieren und somit das heilenden Simile zu finden. Hinsichtlich der Kotabsatzschwierigkeiten ist Nux vomica keineswegs das einzige Mittel, welches in seinem Arzneimittelbild einen „vergeblichen Stuhldrang" aufweist. Dieses auffallende Symptom findet man auch bei Ignatia, Natrium muriaticum, Sepia, Silicea, Sulphur sowie bei zahlreichen anderen Arzneimitteln.

Gelingt es, das heilende Simile zu finden, so wird man als Praktiker durch das tiefe Gefühl der Befriedigung und der Freude über diesen nicht routinemäßig gelösten Fall und den erzielten Heilerfolg für sämtliche Mühen und den manchmal nicht unerheblichen Zeitaufwand reichlich entschädigt.

Gelingt dies nicht, sollte man - ich spreche aus Erfahrung! - nicht auf gut Glück noch irgendein anderes *vielleicht* in Frage kommendes homöopathisches Mittel ausprobieren, sondern den betreffenden Patienten unverzüglich nach schulmedizinischen Gesichtspunkten weiterbehandeln. Auf diese Weise erspart man sich und den Patientenbesitzern mit Sicherheit unnötige Enttäuschungen und eine Menge Verdruss.

Fallbeispiel Nr.24

Ein Internist und sein hustender Dackel

Eines Tages kam ein Internist mit einem Dackel namens „Junker" in meine Praxis und berichtete, dass sein Hund bis vor vier Tagen völlig unauffällig gewesen sei. Vor genau vier Tagen habe er zum ersten Mal gehustet. Er habe mindestens sieben oder acht Hustenanfälle täglich, die ihn offenbar sehr quälten. Am Ende dieser Anfälle müsse der Dackel nämlich stets entsetzlich würgen. Es sähe dann so aus, als wolle er einen festsitzenden Fremdkörper ausbrechen. Aber es käme nur immer etwas Schleim heraus. Fieber habe Junker nicht. Er habe seinem Hund bei Beginn des Hustens sofort Melrosum-Hustensaft verabreicht, welchen er in seiner Praxis gerne bei Kindern verwende. Jedoch ohne jeden Erfolg. Vielleicht müsse Junker doch ein Antibiotikum erhalten.

Auf mein gezieltes Nachfragen erfuhr ich nur noch, dass der kleine vierbeinige Patient offenbar keine Wärme mag, da er sich nicht wie sonst in sein Körbchen oder auf einen warmen Teppich, sondern irgendwo auf den kühlen Boden lege. Wenn man ihn mit einer leichten Decke zudecke, stünde er sofort auf und lege sich woanders hin.

Nach der gründlichen Untersuchung des Hundes kam ich zu der gleichen klinischen Diagnose wie sein Herrchen: akute Bronchitis. Jedoch führten mich die individuellen Symptome des kleinen Dackels: Das quälende Würgen, der Auswurf von Schleim sowie seine Abneigung gegen jegliche Wärme bei meiner *homöopathischen* Arzneimittelfindung zur Brechwurzel hin, welche Junker, zur großen Verwunderung seines Herrchens, innerhalb von 24 Stunden von seinem Husten befreite.

Ausschnitte aus dem Arzneimittelbild von **Ipecacuanha** (Brechwurzel)

- *Barthel, H. (Nr.1, S. 212):*

  Beim Husten Erbrechen von Schleim
  Weder im warmen Zimmer noch am Ofen besser.
  Wärme ist unerträglich

Fallbeispiel Nr.25

Nächtliche Unruhe bei einer elfjährigen Hündin

Vor einigen Jahren erschien eine Dame mit einem kleinen Mischlingshund in meiner Praxis. Die Hündin machte im Behandlungsraum einen etwas ängstlichen, aber durchaus munteren Eindruck und reagierte auf das Streicheln ihres Frauchens immer wieder mit freundlichem Wedeln. Nach dem Grund ihres Kommens gefragt, berichtete die Tierbesitzerin bekümmert, dass sie ihren geliebten Vierbeiner wegen einer die gesamte Familie erheblich belastenden nächtlichen Verhaltensstörung einschläfern lassen müsse. Die Erkrankung des Tieres sei offensichtlich nicht organisch, sondern in erster Linie seelisch bedingt, da die etwa elfjährige Hündin sich tagsüber völlig normal benähme und auch körperlich eigentlich noch recht gut „dabei sei". Das eben mache alles so besonders schlimm! Organische Krankheiten ließen sich ja vielfach heilen, aber so etwas....?

Auf meine Frage hin, wie sich denn diese psychische Störung äußere, erfuhr ich, dass die Hündin seit einigen Monaten immer kurz nach Mitternacht von einer eigenartigen Unruhe ergriffen würde und winselnd durch die Wohnung laufe. Oftmals kratze sie dabei heftig an den Türen, wobei nicht erkennbar sei, was sie eigentlich wolle. Ließe man sie in den Garten, so setze sie dort weder Urin noch Kot ab und zeige - wieder ins Haus gelassen - auch keinerlei Bedürfnis, etwas zu fressen oder zu trinken. Manchmal habe man den Eindruck, dass das Tier um diese Zeit unter irgendwelchen unbestimmten Angstgefühlen leide und dass der körperliche Kontakt mit vertrauten Personen, jedes Angesprochen- und Gestreicheltwerden ihr offensichtlich gut tue! Nach einer gewissen Zeit beruhige sie sich nämlich stets wieder. So gehe es nun Nacht für Nacht! Da ihre Wohnung sehr hellhörig sei, belaste dieser Zustand die ganze Familie und besonders den nun schon seit Monaten um seine wohlverdiente Ruhe gebrachten, ohnehin berufsgestressten Familienvater, der nach den regelmäßigen nächtlichen Störungen erst nach längerem Wachliegen wieder einschlafen könne.

Vor einigen Wochen habe ihr Mann - obwohl auch er sehr an dem Vierbeiner hänge - erstmals das Einschläfern des Tieres erwogen, was natürlich den empörten Protest der Kinder hervorgerufen habe!

Von verschiedenen Seiten sei ihnen geraten worden, der Hündin einfach jeden Abend eine Schlaftablette zu verabreichen, um auf diese relativ simple Weise das leidige Problem aus der Welt zu schaffen. Ihr Mann lehne jedoch grundsätzlich aus erzieherischen Gründen - vor allem der heranwachsenden, in der heutigen Zeit ohnehin so suchtgefährdeten Kinder wegen - jegliche Art von Drogenkonsum für sich, seine Kinder und auch für den Vierbeiner strikt ab!

Die interfamiliären Spannungen hätten in den letzten Tage derart zugenommen, dass jetzt einfach etwas geschehen müsse. Weil die Gesundheit ihres Mannes letztendlich vorrangig sei, habe sie sich nun doch entschlossen, den Hund einschläfern zu lassen, da sie einfach keinen anderen Ausweg aus dieser Situation sehe. Die Kinder - so hoffe sie - würden diese traurige Erfahrung schon irgendwie verkraften! Soweit der Vorbericht.

Das absonderliche Verhalten, welches die Hündin immer wieder kurz nach Mitternacht zeigte, ließ mich bereits beim Anhören des Vorberichtes an das Arzneimittelbild von Arsenicum album denken. Darum riet ich der Hundebesitzerin erst einmal eine homöopathische Behandlung des Tieres zu versuchen, da eine solche vielfach in der Lage sei, auch seelische Störungen günstig zu beeinflussen und manchmal sogar völlig zu beheben. Zunächst wolle ich das Tier jedoch einmal gründlich untersuchen.

Die Untersuchung ergab jedoch keinen besonderen Befund. So verabreichte ich dem kleinen Patienten eine Gabe von Arsenicum album C30 und bat seine Besitzerin, mich nach etwa acht bis zehn Tagen einmal über den Stand der Dinge zu unterrichten.

Diesmal war ich mir des Erfolges meiner homöopathischen Therapie keineswegs sicher. Außer der auffallenden, absonderlichen nächtlichen Verhaltensweise boten nämlich sowohl der spontane als auch der

106

gelenkte Vorbericht (auf dessen Wiedergabe ich hier verzichten möchte) nur sehr wenige Arsenicum-Symptome.

Um so erleichterter war ich natürlich, als mir die Hundebesitzerin eine knappe Woche später überglücklich mitteilte, dass nach der einen homöopathischen Behandlung das nächtliche Herumgeistern ihres Vierbeiners schlagartig aufgehört habe und die ganze Familie sich endlich wieder eines ungestörten, gesunden Schlafes erfreuen könne! Da von dem Einschläfern des Tieres jetzt nicht mehr die Rede sei, hätten ihr Mann und die Kinder das Kriegsbeil begraben und verstünden sich wieder so gut wie ehedem. Daran änderte auch ein kleiner Rückfall nichts, welcher bei der Hündin etwa 14 Tage später erfolgte, da eine Gabe von Arsenicum album in einer höheren Potenz (D200) eine prompte und endgültige Heilung bewirkte.

Obwohl im vorliegenden Fall das Symptomenbild der Hündin nur einen sehr kleinen Ausschnitt dieses Arzneimittelbildes wiedergab, war der Versuch einer Arsenicum-Therapie sicherlich berechtigt, da die wenigen von der Tierbesitzerin geschilderten Symptome für dieses Mittel charakteristisch sind und allesamt zu seinen sogenannten „Leitsymptomen" zählen.

Anmerkung:

Köhler, G. (Nr.16,Bd.I,S.111) schreibt in diesem Zusammenhang etwas, das für mich bei meinem Einstieg in die Homöopathie sehr aufschlussreich war. Glaubte ich doch anfänglich (als ich versuchte, mich von den „bewährten Indikationen" im Sinne einer Indikationstherapie zu lösen), immer möglichst viele der in den Arzneimittellehren angegebenen Arzneisymptome, *zumindest aber sämtliche Leitsymptome* eines Mittels im Gesamtsymptomenbild des Patienten wiederfinden zu müssen, um dieses Mittel mit Erfolg verordnen zu können. Da mir dies nur äußerst selten gelang, behandelte ich, solange dieses Missverständnis währte, die meisten meiner Patienten weiterhin nach rein schulmedizinischen Gesichtspunkten, obwohl - aus der heutigen Sicht - eine homöopathische Behandlung in einer Reihe von Fällen durchaus möglich gewesen wäre.

Bei Köhler heißt es also: „Wir schätzen oft die Bedeutung der Symptome in ihrer *Entwicklung* nicht richtig ein. Krankheit ist ein Prozess von geringer Befindensstörung bis zum ausgebrannten (meist symptomenarmen) Endzustand. Diesem gleichen Prozess entsprechen die Arzneisymptome: von feiner Symptomatik mit sehr individueller Ausprägung über manifeste Organschäden bis zur grobtoxikologischen Zerstörung. Krankheit und Arzneiwirkung sind gleichlaufende dynamische Prozesse. Irgendwann in diesem zeitlichen und entwicklungsverschiedenen Verlauf beginnt unsere Behandlung, unsere Fallaufnahme. Die Arzneimittellehren zeichnen das *gesamte* Bild der Arzneiwirkung von der feintoxikologischen Anfangsphase über die reaktive Nachwirkung bis zum Endzustand, den wir aus der Toxikologie kennen.... . Wir werden jeweils nur *den Teilausschnitt* finden, der dem noch begrenzten Krankheitszustand entspricht. Wir dürfen ein Mittel nicht ausschließen, wenn im vorliegenden Krankheitsfall scheinbar Wesentliches fehlt.“

Um Köhlers Worte ein wenig zu veranschaulichen, habe ich dieses Mal (anstelle des zu dem jeweiligen Patienten passenden kleinen Arzneimittelbildausschnittes) einmal sämtliche (von Mezger angegebenen) *Leitsymptome* aus dem Arzneimittelbild von Arsenicum album angeführt. Die in der Krankensymptomatik der Hündin nicht auftauchenden Arzneisymptome sind in Normalschrift geschrieben, während die mit der Symptomatik der Hündin übereinstimmenden Arzneisymptome durch Fettdruck hervorgehoben werden.

Leitsymptome von **Arsenicum album**
(weißes Arsenik)

* *Mezger, J. (Nr.19, Bd.I, S. 241):*

  Rasches Sinken der Kräfte mit Abmagerung und Gewichtsverlust
  Spasmen der Gefäße mit Angina pectoris sowie völlige Erlahmung der Gefäße:
  Kollaps, Spasmen der Bronchien
  Großes Angstgefühl mit Ruhelosigkeit, seelisch und körperlich (besonders bei Nacht)
  Angst mit Selbstmordgedanken
  Große Unruhe mit Bewegungsdrang, mit Linderung durch

Bewegung und durch Reiben

Sekrete scharf und wundmachend, aashaft und faulig stinkend

Neigung zu Blutungen mit blutigen Sekretionen

Der Charakter der Schmerzen ist brennend. Brennen in den inneren Organen und der Haut, trotzdem aber Besserung durch Wärme

unstillbarer Durst auf kleine Mengen kalten Wassers

Appetitlosigkeit mit Ekel vor dem Essen, schon beim Geruch der Speisen

Periodizität der Beschwerden: Wiederkehr der Beschwerden täglich, jeden zweiten, dritten Tag oder in längeren Abständen

bösartiger Verlauf akuter Krankheiten, zum Beispiel Cholera, Typhus, Diphterie, Scharlach mit raschem Verfall der Kräfte

Verlangen nach Wärme und Besserung dadurch. Durch trockene Wärme

Kongestive Kopfschmerzen werden besser im Kühlen, ebenso hat sich Arsen gegen die heftig brennenden Ekzeme, die den Patienten beinahe zur Verzweiflung bringen und zum Selbstmord treiben (die ebenfalls besser durch Kälte werden), bewährt als Ausnahme dieser Modalität. Das Brenngefühl setzt sich hier gegenüber dem Wärmebedürfnis durch. Andererseits reagieren aber Hautausschläge mit Besserung durch Wärme sehr günstig auf Arsen

Verschlimmerung nachts, besonders nach Mitternacht (0 bis 3 Uhr).

Fallbeispiel Nr.26

Flohallergie

Eine meiner Sprechstundenhilfen besaß einen kleinen Mischlingshund namens „Jetti". Sie brachte ihn eines Tages mit in die Praxis und berichtete, dass die Hündin sich seit zwei Tagen am ganzen Körper wie verrückt kratze. Da bei ihr zu Hause momentan so viel Trubel sei, habe sie das Tier nur flüchtig untersuchen können, aber nichts Auffallendes gefunden.

Jetti wirkte an diesem Tage sehr nervös. Der Juckreiz schien ihr keine Ruhe zu geben, denn selbst auf dem Untersuchungstisch war sie ständig damit beschäftigt, sich an irgendeiner Stelle zu kratzen. Außer einer leichten Rötung ließen sich an der Haut keinerlei krankhaften Veränderungen feststellen. Nach längerem intensiven Suchen konnte ich jedoch an ganz vereinzelten Stellen typische, an kleine, schwarze Rußpartikel erinnernde Flohexkremente und schließlich auch noch einen einzigen Floh entdecken, welcher, bevor ich ihn erwischen konnte, blitzschnell wieder in dem dichten Haarkleid des Tieres untertauchte. Da Hunde normalerweise auf einen derart leichten Flohbefall nicht mit einer solchen Heftigkeit zu reagieren pflegen, deuteten Jettis ständiger Juckreiz und die Rötung der Haut auf eine sogenannte „Floh-Allergie" hin.

Um die vorhandenen Flöhe schnell auszumerzen, erhielt meine Hilfe zum Baden des Tieres ein Antiparasitikum und an Stelle von Cortison (welches ich bei allergischen Hauterkrankungen trotz seiner möglichen Nebenwirkungen in meiner „vorhomöopathischen" Zeit sehr gerne kurzfristig anwendete, da es Hautrötungen und Juckreiz rasch zum Verschwinden bringt) 5 Tropfen eines mit Sicherheit wesentlich sanfteren *homöopathischen* Mittels in der LM6. Sonst nichts.

Zwei Stunden danach *(die Hündin war noch nicht gebadet worden!)* war Jettis Juckreiz schlagartig verschwunden! Das verabreichte Mittel war Cardiospermum.

Köhler, G. (Nr.17, Bd.II, S.300) schreibt zu diesem und noch einem weiteren, bisher offenbar nur an Kranken geprüften Mittel: „Der unvergessene Dr. Willmar Schwabe (gest. 1984) hat von seinen Forschungsreisen zwei Pflanzen mitgebracht, die in der Erfahrungsheilkunde Südamerikas auch bei allergischen Krankheiten angewendet werden ... . Leider sind noch keine ausreichenden Arzneimittelprüfungen an Gesunden durchgeführt worden. Wenn wir bei Patienten keine auffallenden und sonderlichen, individuellen Symptome finden, kann man mit diesen unspezifischen Mitteln mit Breitenwirkungt oft gute Anfangserfolge erzielen."

Bei der zweiten von Köhler angesprochenen Pflanze handelt es sich um Galphimia glauca.

Weil noch keine ausreichenden Arzneimittelprüfungen mit diesen Pflanzen durchgeführt wurden, wird auf diese interessanten Mittel auch nur in einigen wenigen Arzneimittellehren eingegangen.

Die Wirkung von **Cardiospermum halicacabum** (Herzsame)

- *Boericke, W. u. O.E. (Nr.2, S. 597):*

   Anwendungen bisher bei rheumatischen Beschwerden,
   Weichteilrheumatismus,
   Allergien im Haut- und Schleimhautbereich
   Wirkung anstelle von Kortikoiden nachweisbar. Dermatosen, Ekzeme,
   Urticaria

- *Deutsche Homöopathie-Union (Nr. 6, S. 90):*

   entzündliche und allergische Hauterkrankungen, Urticaria, Ekzeme,
   Hautjucken, Arznei- und Waschmittelausschläge,
   Insektenstiche und Verbrennungen ersten Grades

- *Köhler,G. (Nr.17, Bd.II, S. 300):*

   Cardiospermum scheint eine cortisonähnliche Wirkung zu haben;
   wirkt bei hyperergischen Krankheitsprozessen der Haut und
   Schleimhaut

Fallbeispiel Nr.27

Katze mit wechselndem Durchfall

Bei dem nächsten Patienten handelte es sich um eine einjährigen weibliche Colour-Point-Katze, welche „zwar nicht ernsthaft krank, aber auch nicht in Ordnung sei":

Diese liebebedürftige, äußerst sensible, stets etwas scheue und ängstliche Katze litt unter ständigen Verdauungsstörungen. Mal hatte sie Verstopfung, mal Durchfall. Mal war ihr Kot hell, mal war er dunkel. Mal war er mit Schleim durchsetzt, mal wieder nicht. Kurzum: Kein Stuhl glich dem anderen!

Die Katzenbesitzerin hatte in den letzten Monaten bereits alle möglichen diätetischen Maßnahmen durchprobiert, jedoch ohne jeden Erfolg. Da ihr vor allem der ständige Durchfall Sorgen bereitete, wollte sie ihren „vierbeinigen Liebling" nun einmal gründlich untersuchen und nach Möglichkeit homöopathisch behandeln lassen

Da durch entsprechende Untersuchungen Endoparasiten als mögliche Krankheitsursache ausgeschlossen werden konnten, stand einer homöopathischen Behandlung des Tieres nichts mehr im Wege, vorausgesetzt, dass die spärlichen Angaben der Katzenbesitzerin mir eine homöopathische Arzneimittelfindung überhaupt ermöglichten.

Am Auffallendsten in dem sehr kurzen Vorbericht war sicherlich der permanente Wechsel der Stuhlbeschaffenheit. Ständiger Wechsel der Symptome! Das war für mich das Stichwort, welches mich in diesem Fall zum heilenden Simile führte! Im Geiste hörte ich wieder die Stimme einer Vortragenden anlässlich eines Pulsatilla-Referates in Bad Brückenau: „Das wetterwendischste aller homöopathischen Arzneimittel ist nun einmal Pulsatilla! Denken Sie darum also immer an Pulsatilla, wenn vorhandene Symptome ständig wechseln!"

Ihres Rates eingedenk, verordnete ich der Katze Pulsatilla D6-Globuli (3 x täglich 5) und bat ihre Besitzerin, mich in einigen Tagen einmal anzurufen.

Der Anruf kam eine Woche später: Der Katze ginge es ganz toll. Der Stuhl sei jetzt immer völlig in Ordnung.

Ausschnitte aus dem Arzneimittelbild von **Pulsatilla pratensis**
(Wiesenküchenschelle)

- *Barthel, H. (Nr.1, S. 352- 357):*

  Schüchtern
  Sensible Kinder
  Ängstlich-vorsichtig
  Obstipation abwechselnd mit Diarrhö
  Stuhl wechselnd in Farbe und Beschaffenheit

- *Charette, G. (Nr.4, S. 390):*
  Niemals gleicht ein Stuhl dem anderen

- *Mezger, J. (Nr.19, Bd.II, S. 1206):*
  Selten Verstopfung, häufiger Durchfall, gallig, wässrig und schleimig,
  ständig wechselnd
  Wechsel von Durchfall und Verstopfung
  Keine zwei Stühle haben die gleiche Beschaffenheit

Anmerkung:

Es gibt jedoch noch ein zweites Mittel, welches auf Grund des
zugegebenermaßen spärlichen, für eine Differenzierung ungenügenden
Vorberichtes als Simile für die Behandlung des kleinen Kätzchens bei
einem Nicht-Ansprechen auf Pulsatilla in Frage gekommen wäre, da es
in den angesprochenen Punkten eine ganz ähnliche Symptomatik wie
diese aufweist: Das ist Silicea!

Laut *Nash, E.B. (Nr.20,S.51)* ist Silicea „die Pulsatilla der chronischen
Krankheiten". Und bei *Farrington, H.* (Nr.10, S.419) heißt es: „Wenige
Mittel sind so innig verwandt miteinander wie Pulsatilla und Silicea, und
doch sind sie in vielen wichtigen Punkten verschieden.... . Bei vielen
chronischen Krankheiten ist Pulsatilla komplementär zu Silicea und wird
oft das Mittel bei akuten Erkrankungen von Patienten mit Silicea-
Konstitution sein."

Ausschnitte aus dem Arzneimittelbild von **Silicea terra**
(Quarz, Kiesel, Bergkristall)

• *Nash, E.B. (Nr.20, S. 49-51):*

Der Silicea-Patient ist schwächlich
Selbst die Gemüts- und Nervensymptome fallen unter das allgemeine
Bild der „Schwäche"
Er ist nervös und gereizt, schwach, verzagt, nachgiebig,
unentschlossen, mutlos
Die Stühle sind veränderlich, aber Pulsatilla hilft nicht
Alle Arten und Farben durchfälliger Stühle treten auf
Silicea hat auch Verstopfung

Mögliche Differenzierungsmöglichkeiten:

• *Nash, E.B., (Nr.20, S. 12 u. 49-51):*
Pulsatilla: Besser in kalter Luft und bei Anwendung von Kälte
        Ein warmes Zimmer und Wärmeanwendung verschlim-
        mern
Silicea: Schwächlich
        Es besteht ein Mangel an Lebenswärme,
        selbst wenn er sich Bewegung macht
        Linderung tritt ein durch Ersatz der natürlichen Wärme
        durch künstliche
        Bei Verstopfung tritt der Stuhl teilweise heraus und
        schlüpft dann zurück

Fallbeispiel Nr. 28

Ein durch Blutverlust geschwächter Kanarienvogel

Während eines Wochenend-Notdienstes wurde ein Kanarienvogel wegen einer blutenden Rückenwunde in meine Praxis gebracht.

Als ich den Vogel sah (seine Besitzer waren unglücklicherweise während der Anfahrt in einen Verkehrsstau geraten) hatte er schon sehr viel Blut verloren: Der Käfigboden und die Käfigstangen waren samt und sonders blutverschmiert und sein Gefieder über und über mit Blut verklebt. Nachdem die Wunde gesäubert und mit einigen Heften verschlossen worden war, flößte ich dem kleinen befiederten Patienten zunächst eine mit ein wenig Arnica-D6-Pulver versehene Traubenzuckerlösung ein, da der völlig hinfällige und kaum noch reagierende Vogel nicht nur viel Blut verloren hatte, sondern mit Sicherheit auch unter Schock stand.

Da ich aber in dem durch die lang andauernde Sickerblutung bedingten und für einen so kleinen Vogel nicht unerheblichen Säfteverlust die Hauptursache für „Hansis" Schwäche sah, löste ich anschließend noch 1 China D4-Tablette in Wasser auf und bat die Vogelbesitzerin, diese Lösung zu Hause in einem Wassernäpfchen direkt vor den auf dem Käfigboden kauernden Wellensittich zu stellen. Falls er nicht selber trinke, müsse sie versuchen, ihm mit einer Pipette immer wieder 1-2 Tropfen von dieser Flüssigkeit einzugeben. Es sei jedoch sehr fraglich, ob der geschwächte Vogel die kommende Nacht überstehen werde.

Am nächsten Morgen erhielt ich die folgende erfreuliche Nachricht: Der Vogel habe gestern Abend zunächst nur mehr oder weniger reglos auf dem Käfigboden gehockt. Dann habe er jedoch - obwohl er so matt war - von ganz allein immer wieder von seinem medizinischen Wässerchen getrunken, als ob er spüren würde, dass das gut für ihn sei. Heute früh habe er auf ihr Zureden schon wieder reagiert und auf dem Käfigboden die ersten zaghaften kleinen Hopser gemacht. Vorhin sei er erstmals auf eine der unteren Stangen gehüpft und versuche jetzt gerade, sein Gefieder zu putzen! Er sei zwar noch ein wenig kippelig auf den Beinen, aber sie glaube doch, dass er nun über den Berg sei! Hansis Genesung

machte zügige Fortschritte und nach einer überraschend kurzen Zeit
sang er wieder so schön wie ehedem.

Ausschnitte aus dem Arzneimittelbild von **Arnica montana**
(Bergwohlverleih)

- *Barthel, H. (Nr.1, S .42-43):*

  Folgen von Verletzungen, Verletzung der Muskeln, der Weichteile,
  Verletzungsschock

- *Wolter, H. (Nr.30, S. 162):*

  Die ausgezeichnete Wirkung von Arnica bei Schockzuständen, Herz-
  und Kreislaufblockaden nach Unfällen hat sich empirisch als
  zuverlässig bewährt

Ausschnitte aus dem Arzneimittelbild von **China officinalis**
(Chinarindenbaum)

- *Barthel, H. (Nr.1, S .131-132):*

  Folge von Säfteverlust; mit Ohnmacht; mit Schwäche
  Folgen von Blutverlusten
  Verletzungsschock

- *Hahnemann, S. (aus Buchmann, W., Nr.3, S .89)*

  „Wo in der Schwäche die Krankheit selbst liegt, wo die Leiden des
  Kranken hauptsächlich aus Schwäche von Säfteverlust entstehen .....
  da sind zur Heilung dieser besonderen Schwäche eine oder ein paar
  kleine Gaben zur Genesung hinreichend.“

Fallbeispiel Nr.29

Schmerzhafte Gesäugeverhärtung

Nachdem die zierliche Pudelhündin „Pauline" unter großer Anstrengung zwei kräftige Junge geworfen hatte (die beiden Nachgeburten gingen zügig ab), fraß sie des abends nicht. Ihr Gesäuge war zwar gut ausgebildet, aber bis auf die beiden noch relativ weichen vorderen Milchdrüsen hart, flach und berührungsempfindlich. Obwohl die Welpen nur an den noch nicht verhärteten Zitzen saugten, erhielten sie anscheinend nicht genug Milch. Sie wirkten unzufrieden, ließen die Zitzen immer wieder los, fanden weder rechte Ruhe noch Schlaf und krabbelten auf der Suche nach einem ergiebigeren Quell hungrig maunzend hin und her, bis sie schließlich wieder an den beiden vorderen Zitzen landeten. Auch für die zunehmend nervöser werdende Hündin schien das Stillen recht unangenehm zu sein, da man sie während des Säugens ständig zittern sah.

Nach der Verabreichung von Phytolacca D6-Tabletten (3 mal täglich 1) wurde das Gesäuge immer weicher und bereits nach zwei Tagen kam von der Pudelbesitzerin die folgende frohe Kunde: „Die Verhärtungen im Gesäuge sind jetzt völlig verschwunden! Paulinchen frisst wieder normal, liegt beim Säugen - ohne zu zittern - ganz entspannt im Körbchen und beleckt dabei voller Zärtlichkeit ihre Jungen! Ich hätte nie gedacht, dass es mir so viel Freude machen würde, diese Wochenstube zu beobachten und die beiden Welpen mit ihren prall gefüllten Bäuchlein zwischen den Saugzeiten so zufrieden und satt schlafen oder voller Unternehmungslust an der sie mit wachen Augen beobachtenden Mutterhündin herumturnen zu sehen!"

Ausschnitte aus dem Arzneimittelbild von **Phytolacca decandra** (Kermesbeere)

- *Lathoud, J-A. (Nr.18, Bd.III, S. 1336-1337):*

  Die Brüste neigen dazu dick zu werden, sind hart, geschwollen, schmerzhaft, besonders wenn Eiterungsneigung besteht
  Trinkt das Kind, dann strahlen die Schmerzen in den ganzen Körper aus

- *Rakow, B. (Nr. 23, S. 57):*

  Phytolacca wird gegeben, wenn das Gesäuge hart, gespannt und schmerzempfindlich ist

- *Westerhuis, A.H. (Nr.28, S. 227):*

  Phytholacca kann bei beginnenden Verhärtungen der Milchdrüsengewebe gegeben werden.

Fallbeispiel Nr.30

Anfallsweises Herzklopfen bei einem jungen Dackel

Der noch junge, drei Jahre alte und etwas zu magere Dackel „Maxi"
wurde mir erstmals wegen seiner „Anfälle" vorgestellt.

Auf den Untersuchungstisch gesetzt, schien er über das normale Maß
hinaus ängstlich und aufgeregt. Sein Herz klopfte jedoch nicht nur „bis
zum Hals", was durchaus verständlich gewesen wäre: Es schlug völlig
unregelmäßig und so heftig, dass die einzelnen Herzstöße den ganzen
kleinen Hundekörper vom Kopf bis zur Rutenspitze hin erschütterten
und - so Ruhe herrschte - auch in seiner näheren Umgebung ohne Phonendoskop hörbar waren! Dies alles, sowie seine pumpende Atmung,
machten eine exakte Auskultation unmöglich.

Derartige Zustände habe er - so sein Herrchen - erst seit einiger Zeit und
zwar immer dann, wenn er sich aufrege oder körperlich ein wenig
anstrenge. Manchmal würde er nach einem solchen „Anfall" etwa eine
halbe Minute lang husten. Doch dann wäre alles wieder gut.

Um die Ursache für derartige Anfälle zu ergründen, wollte ich Maxi zur
Erstellung einer exakten klinischen Diagnose erst einmal gründlich
untersuchen, ihn röntgen und evtl. eine genaue homöopathische
Anamnese erheben. Sein Herrchen wehrte jedoch ab: Er habe aus
geschäftlichen Gründen heute einfach keine Zeit und müsse sofort
wieder nach Hause. Ein anderes Mal vielleicht.

Da ich aber jetzt schon wenigstens etwas für das Wohlbefinden des
kleinen Patienten tun wollte, verabreichte ich dem so eiligen Hundebesitzer Crataegus D1-Globuli mit der strikten Anweisung, seinem
Vierbeiner ab sofort 3 x täglich 5 dieser Globuli zu verabreichen und
mich nach einigen Tagen wieder anzurufen.

So geschah es und ich erfuhr zu meinem großen Erstaunen, dass - im
Gegensatz zu früher - die Herztöne nach leichten Anstrengungen

überhaupt nicht mehr hör- und sichtbar seien. Hustenanfälle habe Maxi in den letzten Tagen auch nicht mehr gehabt.

Ich riet seinem Herrchen, die Globuli weiter zu geben und den Hund in einer guten Woche zu einer gründlichen Untersuchung wieder in meine Praxis zu bringen. Als der Dackel diesmal auf den Untersuchungstisch gesetzt wurde, bot er (dabei war er vermutlich nicht minder aufgeregt als das erste Mal) ein absolut unauffälliges Bild! Seine Herzaktionen waren zwar beschleunigt, aber fast regelmäßig und für die ihn Umstehenden weder zu hören noch optisch wahrzunehmen.

In den vergangenen Jahren hatte ich den homöopathisch aufbereitete Weißdorn, als ein zur Dauertherapie geeignetes mildes „Herzkosmetikum", mit gutem Erfolg lediglich bei älteren Hunden und Katzen mit leichten chronischen Herzinsuffizienzen eingesetzt. Viele von ihnen erreichten trotz ihres jahrelang bestehenden Herzleidens - ob Zufall oder nicht, sei dahingestellt - ein auffallend hohes Alter und wurden 17 oder 18 Jahre alt.

Weil ich bei der Erstuntersuchung aus Zeitmangel noch keine exakte Diagnose hatte stellen können, kaum etwas über die Vorgeschichte des jungen Hundes wusste und dem kleinen Patienten keinesfalls schaden wollte, war mir in diesem Fall Crataegus wegen seiner völligen Ungiftigkeit als Einstiegsmittel am geeignetsten erschienen.

Obwohl noch eine Reihe anderer Mittel wie z.B. Aconitum, Gelsemium und Coffea (um nur einige zu nennen) als Folge von Schreck, Angst, Furcht oder Erregung unterschiedlich starkes Herzklopfen haben können, schien mir in diesem Fall die Causa mehr organischer Natur und die Emotionen des Dackels lediglich die auslösende Veranlassung für diese der Situation in keinster Weise angemessene Herztätigkeit zu sein. Hinzu kam, dass er früher bei Aufregungen oder leichten Anstrengungen derartige Erscheinungen offenbar nie gezeigt hatte.

Meine Vermutung bestätigte sich, denn auf mein gezieltes Nachfragen erfuhr ich beim nächsten Behandlungstermin, dass Maxi während des zwei Monate zurückliegenden Frankreich-Urlaubes eine schwere, fieberhafte Magen-Darmentzündung durchgemacht habe, welche von einem dort ansässigen Kollegen behandelt worden sei. Nach diesem Urlaub sei das so auffällige, starke Herzklopfen zum ersten Mal beobachtet worden. Differentialdiagnostisch wäre u.a. auch an Spigelia, das Wurmkraut, zu denken gewesen, bei welchem nach *Nash E.B.* (Nr.20, S.160) ebenfalls eine derart ungestüme (allerdings mit stechenden Schmerzen verbundene) Herztätigkeit als Folge eines akuten oder chronischen Herzfehlers zu finden ist. Seinen Worten zufolge ist diese „so heftig, dass sie oft für das Auge durch die Kleider sichtbar wird, indem sie die ganze Brust erschüttert und die Herztöne einige Zentimeter weitab hörbar sind." Da der kleine Vierbeiner auf Grund seines ganzen Verhaltens und seiner Bewegungen bei den Anfällen aber offenbar keine Schmerzen verspürt und überdies so prompt auf Crataegus angesprochen hatte, führte ich die Therapie in der gleichen Weise fort. In den nächsten Wochen wurde das Tier immer aktiver und belastungsfähiger und nahm auch an Gewicht zu

Ich habe diesen Fall so ausführlich beschrieben, weil ich zuvor nicht geglaubt hätte, dass der homöopathisch aufbereitete Weißdorn (dessen Arzneikraft ja weit schwächer ist als die von Strophantin oder Digitalis) innerhalb weniger Tage eine derart erstaunliche Befindlichkeitsbesserung der Herztätigkeit zu bewirken vermag!

Ausschnitte aus dem Arzneimittelbild von **Crataegus oxyacantha** (Weißdorn)

- *Boericke, W. u. O. E. (Nr.2, S. 206):*

  Unregelmäßigkeit der Herzaktion
  Äußerste Atemnot bei der leisesten Anstrengung
  Husten
  Alles verschlimmert durch Anstrengung oder Aufregung

- *Clarke, J.H. (Nr.5, Bd. III, S. 1523):*

  Gehetztes, aufgeregtes Gefühl; mit schneller Herztätigkeit
  Extreme Dyspnoe bei geringster Anstrengung
  Herzklopfen und schnelle Herztätigkeit
  Puls kräftig und heftig
  Puls beschleunigt, unregelmäßig und intermittierend

- *King, G. (Nr.15, S. 121):*

  Typisch für das Arzneimittelbild von Crataegus ist die Verschlimmerung schon nach der geringsten Bewegung
  Direkt nach einem Schwächeanfall besteht heftiges Herzklopfen,
  oft mit sichtbarem Herzspitzenstoß
  Auffällig ist, dass das Herz weit angestrengter arbeitet, als es die
  Tatsächliche Situation (Aufregung, Beanspruchung usw.) erwarten
  lassen würde

Dorcsi, M. (Nr.8, S.379) nennt Crataegus „das Zahnbürstel des Herzens",
da es sich seinen Erfahrungen zufolge ganz besonders auch bei Kindern
bewährt, wenn diese müde und erschöpft von der Schule oder dem Sport
nach Hause kommen.

Nach *Mezger, J.* (Nr.19, Bd.I, S.564) ist Crataegus ein organspezifisch
wirkendes Herz- und Blutgefäßmittel von langsamen Einsetzen und
nicht anhaltender Wirkung. Aus diesem Grund sei es bei akutem Ver-
sagen des Herzens nicht angezeigt und müsse stets über eine längere Zeit
fortgegeben werde. Besonders geeignet sei es zur Dauerbehandlung
chronischer Leiden, da keine Kumulation oder Angewöhnung zu
befürchten ist und das Mittel auch den Allgemeinzustand günstig
beeinflusst."

Da die Anfälle des Dackels erstmals nach einer fieberhaften Magen-
Darmentzündung auftraten, möchte ich an dieser Stelle noch auf die
kurze, in diesem Zusammenhang aber interessante Anmerkung Mezgers
(Nr.19, Bd.I, S.564) hinweisen, dass Stiegele (ein bekannter Homöopath,
welcher die Leitung des 1921 in Stuttgart gegründeten homöopathischen
Krankenhauses inne hatte) den homöopathisch aufbereiteten Weißdorn
bei Myocardschäden nach akuten Erkrankungen zu verwenden pflegte.

Fallbeispiel Nr.31

Das blutende Meerschweinchen

Der Besitzer des 10 Jahre alten Meerschweinchens war sehr besorgt: Das Tier verlöre seit 6 Tagen Blut aus der Scheide! Wenn es herumlaufe, blute es, seiner Beobachtung nach, stärker, als wenn es ruhig auf einem Fleck sitze. Es bewege sich aber auch deutlich weniger als vor Beginn der Blutung. Seine Verdauung sei normal. Da der kleine Nager im Laufe der Jahre alle Zähne verloren habe, werde er stets von ihm oder von seiner Frau gefüttert. Trotz der Blutungen fräße er auch jetzt mit Appetit alles, was man ihm anbiete. Nein, andere Tiere hätten sie nicht. Im Urlaub würde der kleine Kerl auf allen Reisen natürlich mitgenommen.

Der Boden des sorgsam mit Zeitungspapier ausgelegten Transportkistchens war an vielen Stellen mit hellrotem Blut verschmiert. Dazwischen ließen sich (vermutlich durch Urin verursachte) blass-rosafarbene Nassstellen erkennen, welche darauf hindeuteten, dass die Blutung nicht aus der Blase, sondern aus dem Genitalbereich kommen musste. Die Bindehäute des Meerschweinchens waren erfreulicherweise noch nicht anämisch. Bei dem Versuch, die Bauchhöhle zu palpieren, quietschte das Tier auf und verspannte sich sofort. Seine Körperinnentemperatur war normal. Die mit einem kleinen Spekulum durchgeführte vaginale Untersuchung ergab keinen besonderen Befund. Die Röntgenaufnahme des Bauchraumes zeigte eine längliche, ovale Verschattung im Blasen-Uterusbereich, welche jedoch keine exakte Diagnose zuließ.

Da eine Bauchoperation bei diesem so alten Tier sowieso nicht mehr in Frage kam, verordnete ich zunächst einmal versuchsweise Sabina D3-Tropfen und bat den Besitzer, seinem Meerschweinchen 3 mal täglich 5 dieser Tropfen zu verabreichen. Am nächsten Tag waren die Blutflecken auf dem Lager des Tieres schon deutlich blasser. Nach drei weiteren Tagen erfuhr ich, dass der kleine Patient wieder völlig in Ordnung sei und gab den Rat, mit der Tropfentherapie noch einige Tage fortzufahren.

Etwa vier Wochen später kam der Meerschweinchenbesitzer, ein älterer, stets freundlicher Herr, strahlend in die Praxis, um meine Honorarforderung zu begleichen. Dem kleinen Nager ginge es in jeder Hinsicht wieder prächtig!

Das alte Meerschweinchen überlebte sein Herrchen, welcher bald darauf völlig unerwartet verstarb, um ein ganzes Jahr.

Ausschnitte aus dem Arzneimittelbild von **Sabina** (Sadebaum)

- *Boericke, W. u. O.E. (Nr.2, S. 487-488):*

  Wirkt auf den Uterus
  Schmerz vom Kreuzbein zum Schambein
  Uterusschmerzen strahlen aus in die Oberschenkel
  Blutungen mit flüssigem, klumpenden Blut
  Geringste Bewegung verschlechtert

- *Lathoud, J.A. (Nr.18, Bd. III, S. 1461-1463):*

  Die Sabina-Wirkung ist beschränkt auf Nieren, Blase, Rektum, Anus und besonders den Uterus
  Sie bewirkt ein großes Durcheinander in deren Kreislauf mit so starker Blutungsneigung, daß das Mittel an erster Stelle unter den Blutungsmitteln dieser Region steht
  Metrorrhagie mit gußweisen, leuchtend hellen Blutungen, begleitet von Gelenkschmerzen
  Wird von der kleinsten Bewegung schlimmer

- *Westerhuis, A.H. (Nr.28, S. 206):*

  Sabina stimuliert die Durchblutung der Gebärmutterwand, wodurch sich diese kräftiger zusammenzieht und der Gebärmutterinhalt (Welpen, Nachgeburt; Eiter und Blut bei einer chronischen Entzündung) schneller und gründlicher ausgetrieben wird

Fallbeispiel Nr.32

Warum Allium cepa nicht nur Katzen, sondern auch einer Garderobiere helfen konnte.

Wenn ich notgedrungen irgendwo in einer Warteschlange stehen muss, nutze ich gerne diese Zwangspause, die mich umgebenden Menschen, Tiere und Dinge zu beobachten.

So auch an der Garderobe einer Tagungsstätte. In wenigen Minuten sollte der erste Fortbildungsvortrag beginnen. Ich war an diesem Morgen etwas spät dran und hatte mich als Letzte den an der Garderobe wartenden Tagungsteilnehmern zugesellt. Zwischen den Wartenden fanden bereits lebhafte Begrüßungen statt. Hatte man sich doch - wie das auf Tagungen so ist - soeben rein zufällig wiedergetroffen! Manche fachsimpelten. Wieder andere schienen in großer Eile den Hörsälen zustreben zu wollen oder aber mit ihren Gedanken noch ganz in der heimatlichen Praxis zu sein.

Die Garderobieren flitzten emsig hin und her, bemüht, es möglichst allen recht zu machen. Da ich als Letzte gekommen war, konnte ich voller Muße beobachten, wie schnell, geschickt und umsichtig sie Mäntel, Jacken, Schals, Schirme und Taschen über Bügel oder Haken hängten, trotz des enormen Zeitdruckes alle Fragen freundlich und gelassen beantworteten und dabei durchweg fröhliche Minen zur Schau trugen. Nur eine dieser Damen, eine zierliche junge Frau, bildete eine Ausnahme: Ihre stark geröteten Augen schwammen buchstäblich in Tränen! Sie musste sich zwischen jeder einzelnen Garderobe-Annahme immer wieder hastig die Nase schnäuzen und schien überdies von einem lästigen Niesreiz geplagt. Die Haut unter den Nasenöffnungen war rot und wund.

Sie fing meinen mitleidigen Blick auf und lächelte mir ein wenig gequält zu. Als ich an der Reihe war - nach mir war kein weiterer Tagungsteilnehmer mehr gekommen - sprach sie mich (während sie einmal wieder zu ihrem Taschentuch griff) spontan an: „Wie Sie sehen, hat mich die Erkältung arg erwischt. Und das ausgerechnet heute, wo wir wegen der großen Tagung hier so viel zu tun haben!" Nein, fiebrig fühle sie sich nicht. Kopfschmerzen habe sie auch nicht. An der frischen Luft, auf dem Weg von zu Hause hierher, da sei merkwürdigerweise alles etwas besser gewesen.

Ihre Symptomatik entsprach voll und ganz dem Arzneimittelbild von Cepa! Wie oft hatte ich diese roten, tränenden Augen und den wundmachenden wässrigen Schnupfen schon bei niesenden und prustenden Katzenpatienten gesehen und ihnen durch die Verabreichung von Cepa D3 (3 mal täglich 5 Globuli) Erleichterung verschaffen können.

Da ich gewohnheitsmäßig auf allen meinen Reisen ein kleines „Notfall-Mäppchen" mit homöopathischen Arzneien dabei habe, kramte ich dieses aus meiner Tasche hervor, entnahm ihm das Cepa D3 - Globuli enthaltende Glasröhrchen, gab es der mich erstaunt anschauenden jungen Frau und riet ihr, zunächst mehrmals im Abstand von einer halben Stunde und dann in immer größer werdenden Abständen sich 5 Globuli unter die Zunge zu legen und dort zergehen zu lassen. Vielleicht könne diese Arznei ihr helfen! Gegen Mittag würde ich noch einmal kurz vorbei kommen.

So geschah es. Ich konnte schon von weitem erkennen, dass es ihr viel besser ging: Ihre Augen tränten nicht mehr. Auch der Schnupfen und das Niesen hatten deutlich nachgelassen. Sie strahlte mich an: „Ich bin ja so froh! Ich weiß gar nicht, wie ich den Ansturm heute Morgen ohne diese 'Wunder-Kügelchen' durchgestanden hätte!"

Am Abend schien die junge Dame sich schon wieder richtig wohl zu fühlen. Nachdem sie mir meinen Mantel ausgehändigt hatte (die Rötung unter ihrer Nase war nur noch für Eingeweihte zu erahnen), reichte sie mir mit einem heiteren: „Nochmals vielen Dank! Einen schönen Abend noch und bis morgen!" spontan die Hand, bevor sie sich rasch dem nächsten, auf seine Garderobe wartenden Tagungsteilnehmer zuwandte.

126

Ausschnitte aus dem Arzneimittelbild von **Allium cepa**
(Küchenzwiebel)

* *Nash, E.B. (Nr.20, S.327):*

Cepa hat anhaltendes und häufiges Niesen mit profusen, scharfen
Ausfluß, der brennt und die Nase und die Oberlippe ätzt, am Abend
und im Zimmer schlimmer und in frischer Luft besser wird
Es hat auch profuses Tränen mit Brennen, Beißen und Wehtun der
Augen, aber der Ausfluß ist mild; d.h. er macht die Augen nachher
nicht wund
Es kann Kopfschmerz bestehen oder nicht

* *Rakow, B. (Nr.23, S. 40):*

Cepa, die Küchenzwiebel, ist angezeigt, wenn, wie beim Zwiebel-
schälen, die Augen gerötet sind und tränen
Das Sekret ist wässrig und wundmachend für die Haut unterhalb der
Nasenöffnung
Die Tiere niesen häufig.
Cepa ist ein Mittel für den beginnenden Katzenschnupfen

Fallbeispiel Nr.33

Intoxikationserscheinungen bei einem alten Kater

Ende der achtziger Jahre kam eine Berlinerin mit ihrem gut vierzehn Jahre alten Siamkater in meine Praxis und berichtete, dass ihr Vierbeiner seit zwei Tagen keinen Appetit mehr zeige und sich wie angewidert abwende, wenn sie ihm etwas zu fressen hinstelle. Obwohl er nichts im Magen habe, erbräche er des öfteren. Auch sei er wesentlich stiller als gewöhnlich.

Auf meine gezielten Fragen hin erfuhr ich außerdem, dass der Kater seit seiner Erkrankung in auffallender Weise die Wärme suche, einen schlappen Eindruck mache, irgendwie rastlos wirke und sehr oft kleine Mengen Wasser trinke, was alles nicht seiner Gepflogenheit entspräche. Das Erbrechen erfolge zumeist sofort nach dem Trinken. Sie bewohne mit ihm zur Zeit ein Hotelzimmer, sei aus beruflichen Gründen immer wieder für Stunden außer Haus und könne natürlich nicht ausschließen, dass er unter irgendeinem Möbelstück etwas Verdorbenes gefunden habe. Allerdings halte sie dies für sehr unwahrscheinlich, denn die von ihr bezogenen Räume hätten bei ihrem Einzug überall eine blitzsauberen Eindruck gemacht.

Da die klinische Untersuchung des Tieres keinerlei Hinweise auf gravierende organische Veränderungen bot, verabreichte ich lediglich auf Grund des Gesamtsymptomenbildes dem Kater 1 Gabe Arsenicum album D6 und händigte seinem Frauchen neben einigen Dosen Diätfutter noch 1 Tütchen mit Arsenicum album D6 - Globuli aus, mit der Anweisung, ihm hiervon 3 mal täglich 5 Globuli zu verabreichen.

Am darauffolgenden Tag wurde mir von der Katzenbesitzerin per Telefon mitgeteilt, dass das alte Tier einen, wie sie sich ausdrückte, „deutlichen Schuss nach vorne gemacht habe". Der Kater habe angefangen, von seinem Diätfutter zu fressen und sei auch nicht mehr so matt. Hin und wieder habe er zwar noch erbrochen.

Da der Zustand des Tieres sich bereits deutlich gebessert hatte, riet ich ihr, die Therapie in der gleichen Weise fortzusetzen, mich jedoch bei der geringsten Verschlechterung seines Befindens sofort anzurufen.

Einige Tage später kam ein erneuter Anruf und ich erfuhr, dass der Kater zwar noch ein wenig kräftiger geworden sei, dass seine Trinkgewohnheiten sich wieder weitgehend normalisiert hätten und er auch nicht mehr so die Wärme suche. Aber - und das gefiele ihr nicht - erbrechen würde er immer noch von Zeit zu Zeit, wenn auch nicht mehr so häufig wie früher. Es sähe so aus, als sei eine Art Stillstand im Genesungsprozess eingetreten.

Eins war klar, das Krankheitsbild des Vierbeiners entsprach in der jetzigen Krankheitsphase nicht mehr dem Arzneimittelbild von Arsenicum album! Jedoch konnte ich in seiner Verschwommenheit auch kein anderes homöopathisches Mittel erkennen, das als mögliches Folgemittel in Frage gekommen wäre.

Da das Tier sich in Berlin offenbar noch recht wohl gefühlt hatte und der klinische Befund trotz seines Alters recht unauffällig war, bohrte ich mit meinen Fragen ein wenig nach und erhielt von der Katzenbesitzerin schließlich einen überraschenden Hinweis hinsichtlich der möglichen Causa der vorhandenen Beschwerden:

Die Patientenbesitzerin war eine extrem starke Raucherin und lebte während ihres Bonner Arbeitsaufenthaltes in einem relativ kleinen Hotelzimmer. Darum bestand für den armen Kater (ganz anders als in ihrer Berliner Wohnung) keine Möglichkeit, einen anderen Raum aufzusuchen, um sich dem „blauen Dunst" zu entziehen. Wenn sie schnell zur Arbeit musste, hatte sie - bis zuletzt rauchend - zumeist keine Zeit mehr, das Zimmer zu lüften. Offen lassen oder „auf Kippe stellen" konnte sie während ihrer Abwesenheit die Fenster wegen des Katers natürlich auch nicht. Das wäre zu gefährlich gewesen. Vor einigen Tagen habe sie ihm wieder einmal ein Flohhalsband angelegt, was er aber bisher immer gut vertragen habe!

Wenn es aber nicht die Ausdünstung des neuen, noch relativ stark riechenden Flohhalsbandes war, die das alte Tier belastete, was war es dann?

Konnte vielleicht das intensive „passive Rauchen" die mögliche Ursache für die Übelkeit, das Kälte- und Elendsgefühl des Katers sein? Ich war in meinem Praxisleben bisher noch nie mit einem solchen Fall konfrontiert worden. Aber warum sollte solch ein passives Rauchen nur bei Menschen und nicht auch bei entsprechend empfindlichen Tieren zu Beschwerden führen? Vielleicht hingen die Befindlichkeitsstörungen des vierbeinigen Hausgenossen diesmal doch mit den Ausdünstungen des Flohhalsbandes zusammen. Oder war die Causa in dem zufälligen Zusammentreffen dieser beiden, die Umwelt belastenden Faktoren zu suchen, deren Summierung sich bei dem alten Kater so negativ auswirkte?

Auf Grund der bewährten Indikation von Okoubaka nach Nikotin-abusus mit anschließenden gastrointestinalen Störungen sowie bei Kontaktinsektizidbelastungen verordnete ich dem kleinen Patienten versuchsweise Okoubaka D6 - Globuli (3 x täglich 5), bat seine Besitzerin, ab sofort das Flohhalsband wegzulassen und nach Möglichkeit nur noch auf dem Balkon oder sonst wo außerhalb ihres Hotelzimmers zu rauchen und mich in den nächsten Tagen wieder anzurufen.

Der Anruf kam drei Tage später. Voller Begeisterung wurde mir berichtet, dass der alte Kater sich wieder richtig wohl fühle! Man könne sogar sagen, dass er jetzt munterer sei als vor seiner Erkrankung! Da die Berlinerin mit ihrer hiesigen Arbeit gerade fertig geworden war und wieder dringend in ihre Heimatstadt zurückreisen musste, riet ich ihr, Okoubaka noch einige Tage weiter zu geben.

Vier Monate später erfuhr ich per Zufall durch gemeinsame Bekannte, dass es dem betagten Kater nach wie vor gut gehe.

Ausschnitte aus dem Arzneimittelbild von **Arsenicum album**
(Weißes Arsenik)

- *Barthel, H. (Nr.1, S. 46-53):*

  Abneigung gegen den Anblick von Speisen
  Empfindlich gegen den Geruch von Speisen
  Durst auf kleine Mengen
  Verdorbenes Fleisch; verdorbene Wurst
  Erbrechen von Speisen sofort nach dem Trinken
  Kältegefühlt in den Knochen
  Schwäche
  Wärme bessert außer Kopfschmerzen

Bewährte Indikationen von **Okoubaka aubrevillei**
(Rinde des westafrikanischen Urwaldbaumes Okoubaka aubrevillei)

- *Deutsche Homöopathie-Union (Nr.6, S. 218-219):*

  Insektizid-Intoxikationen
  Nikotinabusus mit gastrointestinaler Auswirkung
  (s. auch Fallbeispiel Nr.9)

Fallbeispiel Nr.34

Ein perakuter Fall

An einem Spätnachmittag im März - es war kalt und sehr windig - kam ein Herr mit seinem zweijährigen Schäferhundrüden außerhalb der Sprechstundenzeit in die Praxis und begründete sein Kommen mit den Worten: „Entschuldigen Sie bitte, dass ich unangemeldet komme! Aber mein Hund ist soeben beim Spazieren gehen zusammengebrochen. Deshalb konnte ich nicht anrufen."

Im Sprechzimmer berichtete er dann Folgendes: Mittags habe „Ali" zu Hause noch ganz normal sein übliches Dosenfutter gefressen. Kurz darauf seien sie beide Spazieren gegangen. Unterwegs habe Ali mit einem anderen Hund, den sie mitsamt seinem Herrchen unterwegs immer wieder mal träfen, eine längere Zeit freudig herumgetobt. Das hätten die beiden aber schon oft gemacht. Dann habe er mit seinem Hund den Spaziergang fortgesetzt. Unterwegs habe Ali mehrmals hintereinander einen Stock apportiert. Davon könne er nämlich nie genug kriegen. Doch auf dem Heimweg sei er zunehmend ruhiger geworden, habe sich schließlich auf den Boden fallen lassen und sei nicht mehr zum Weitergehen zu bewegen gewesen. Glücklicherweise sei ein Bekannter mit seinem Wagen dahergekommen und habe sie bis zur Praxis mitgenommen.

Die Untersuchung des Tieres ergab folgenden Befund: Der sonst so temperamentvolle immer etwas wehrige Rüde wirkte diesmal völlig apathisch. Nur als das Telefon einmal läutete, zuckte er kurz erschreckt zusammen. Er hechelte unentwegt mit großer Heftigkeit. Seine Augen blickten ruhelos und voll panischer Angst umher. Der Puls war schnell, voll und hart. Die Körperinnentemperatur betrug 41 Grad Celsius. Dass Ali starkes Herzklopfen hatte, war nicht zu übersehen, da der ganze Hundekörper durch die einzelnen Herzschläge regelrecht erschüttert wurde.

Ansonsten ergab die Allgemeinuntersuchung des Rüden keinen besonderen Befund. Schmerzen schien er nicht zu haben. Sein Bauch war weich und Verletzungen des Rachenraumes (wie sie beim hastigen Aufnehmen oder beim Apportieren von zu langen oder morschen Stöcken leider immer wieder auftreten) waren ebenfalls nicht festzustellen.

Nachdem der Schäferhund 1 Gabe Aconitum C30 erhalten hatte, bat ich seinen Besitzer eine Weile im Wartezimmer zu bleiben, wo sein Vierbeiner einen ihm hingestellten Wassernapf gierig leer trank. Nach einer guten halben Stunde schien das Tier sich bereits deutlich besser zu fühlen! Das Hecheln und das Herzklopfen hatten aufgehört. Die Körperinnentemperatur betrug nur noch 39,1 Grad Celsius, also fast wieder eine für Hunde physiologische (38-39 Grad Celsius) Körperinnentemperatur. Zur Sicherheit bat ich den Hundebesitzer, Ali im windgeschützten Garten ein wenig spazieren zu führen und - wenn es dem Hund wieder schlechter gehe - sofort, spätestens jedoch in zehn Minuten zur Nachkontrolle wieder mit ihm ins Haus zu kommen.

Nach einer guten Viertelstunde berichtete ein strahlendes Hunde-Herrchen: Sein Vierbeiner sei in den letzten Minuten draußen wie umgewandelt gewesen. Eigentlich sei er jetzt schon wieder ganz der Alte! Die Abschlussuntersuchung ergab keinen besonderen Befund und sowohl mir als auch dem Hundebesitzer kam es vor, als sei Alis so plötzliche Erkrankung nur ein böser Spuk gewesen.

Diesmal war es der so überfallartige Krankheitsbeginn und der heftige Krankheitsverlauf, welcher mich zu Aconitum führte.

Ausschnitte aus dem Arzneimittelbild von **Aconitum napellus**
(Blauer Eisenhut, Sturmhut)

- *Barthel, H. (Nr.1, S. 8-10):*

  Beschwerden nach kaltem Wind
  Innerliche, ängstliche Ruhelosigkeit
  Heftiger Krankheitsverlauf
  Plötzlich auftretende Symptome

- *Deutsche Homöopathie-Union* (Nr.6, S. 27):

  Bei vielen Infektionskrankheiten in der ersten stürmischen
  fieberhaften Phase angezeigt
  Viel Angst! Große Unruhe, heftiger Durst, Tachycardie mit hartem
  Puls und Fieber

Anmerkung: Bekanntermaßen dauert die typische Aconitum-Phase bei akuten Infektionskrankheiten oft nur wenige Stunden. Erwischt man sie, sind - wie im vorliegenden Fall - sämtliche Symptome nach einer einzigen Aconitum C30-Gabe in relativ kurzer Zeit wie ein böser Spuk verschwunden oder zumindest deutlich gebessert! Bleibt der betreffende Patient während dieser kurzen Krankheitsphase jedoch unbehandelt, weist seine sich rasch verändernde Symptomatik zumeist sehr bald auf ein anderes homöopathisches Mittel (wie z.B. Belladonna) hin. Das ist wohl auch der Grund, weshalb man in den tierärztlichen Praxen die Aconitum erfordernde Krankheitsphase nur relativ selten zu Gesicht bekommt.

Mir selber hat Aconitum bereits unzählige Male geholfen, weshalb ich es neben einigen anderen Mitteln in meiner kleinen „Notfallapotheke" auf Reisen immer dabei habe. Wenn ich an kalten, windigen Tagen die *aller ersten* Anzeichen einer beginnenden Erkältung (plötzliches Unwohlsein, Frösteln usw.) verspüre und dieses Mittel wirklich *unverzüglich* einnehme, hat es bei mir bisher noch immer den Ausbruch einer Erkrankung verhindern können.

Fallbeispiel Nr.35

Wie Staphysagria schnelle Hilfe brachte

Eines Tages kam eine mir wohlbekannte, stets etwas hilflos und weltfremd wirkende ältere Dame mit ihrem roten Cocker in meine Praxis. Als ich sie nach dem Grund ihres Kommens fragte, druckste sie verlegen herum und meinte mit einem Blick auf meine beiden Sprechstundenhilfen: „Ja, wissen Sie - es ist mir ja so peinlich - aber kann ich Sie nicht einmal unter vier Augen sprechen?" Nachdem sie sich vergewissert hatte, dass meine Hilfen auf mein Nicken hin in den Nebenraum gegangen waren, erzählte sie mir ein wenig verschämt, dass der Cocker (sie habe das vor den beiden Mädchen natürlich nicht sagen können) in letzter Zeit immer wieder ihr Sofakissen und auch andere Objekte auf eine sehr merkwürdige Weise benutze, um, so vermute sie, seine sexuellen Gefühle abzureagieren. Wenn sie den Hund von seinem Tun abhalten wolle und ihn ausschimpfe, reagiere er wütend und habe dabei schon mehrmals nach ihr geschnappt. Das täte er sonst nie. Sie wisse nun nicht mehr, was sie machen solle.

Mir tat die alte Dame richtig leid: Sie hatte den Cocker, welcher vom Wesen her überhaupt nicht zu ihr passte, vor einiger Zeit aus reiner Nächstenliebe von heimreisenden amerikanischen Botschaftsangestellten übernommen. Das kräftige Tier machte mit ihr, was es wollte, denn sie konnte sich dem einerseits sensiblen, andererseits aber sehr reizbaren Hund gegenüber einfach nicht durchsetzen. An dritte Hände abgeben wollte sie das Tier (ich hatte sie schon einmal auf diesen Punkt hin angesprochen) keinesfalls. Das ging gegen ihre Ehre! Hatte sie den Amerikanern doch fest versprochen, sich um den Hund bis an sein - oder ihr - Lebensende zu kümmern. Außerdem hatte sie den Cocker, welcher ja durchaus auch seine lieben Seiten hatte, und sie - selbst wenn sie nur ganz kurz außer Hause gewesen war - bei jeder Heimkehr freudig begrüßte, „trotz allem" - so ihre Worte - „bereits richtig in ihr Herz geschlossen". Eine Kastration des Rüden lehnte sie ebenfalls kategorisch ab! Was soll man da als Tierarzt machen?

Wenigstens ließ sich das von ihr angesprochene aktuelle Problem - zumindest vorübergehend - schnell aus der Welt schaffen! Denn einige Staphisagria D30-Gaben bewirkten, dass - zur Erleichterung seiner Besitzerin - das sexuelle Verlangen des Cockers deutlich nachließ und ihr schönes Sofakissen sowie die anderen Gegenstände nicht mehr zweckentfremdet genutzt wurden.

Ausschnitte aus dem Arzneimittelbild von **Staphysagria** (Stephanskraut)

- *Köhler, G. (Nr.17, S. 406):*

  Erregter Geschlechtstrieb
  Neigung zu Onanie

- *Westerhuis, A.H. (Nr.28, S. 93):*

  Der Staphisagria-Typ steht dem Nux vomica -Typ sehr nahe
  Meist handelt es sich, ebenso wie beim Nux vomica -Typ, um Rüden
  Es liegt eine verdrängte Bösartigkeit vor
  Die Ursachen für Staphisagria-Beschwerden sind häufig dieselben wie bei Nux vomica, nämlich psycho-traumatische Erlebnisse

- *Wolff, H.G. (Nr.29, S. 125):*

  Bei Onanie heißt das Heilmittel Staphisagria D4 (täglich 3 mal) oder D30 (täglich 1 mal eine Gabe)
  Dabei ist der Rüde reizbar, bissig, übellaunig
  Ferner ist er charakterlich sehr sensibel und leicht beleidigt ... Auf der anderen Seite neigt er zu Wutausbrüchen, ist oft zornig

Fallbeispiel Nr.36

Wenn ein „Phosphorus - Hund" partout nicht in die Praxis will.

Während einer Sprechstunde klingelte jemand Sturm. Als eine meiner Hilfen die Haustüre öffnete, stand vor ihr ein älterer Herr: Er wolle nur sagen, dass an der Ecke Uhlandstraße-Rheinallee sich eine zierliche junge Frau verzweifelt mit einem größeren Hund abmühe, der partout nicht in die Praxis wolle.

Tatsächlich! An der etwa vierzig Meter entfernten Straßenecke stand Frau D. und versuchte immer wieder aufs Neue, ihre sich sträubende Setterhündin an der Leine Richtung Praxis zu ziehen. Da sie mir, während ich auf sie zuging, den Rücken zuwandte, bemerkte sie nicht, dass ich unbeabsichtigter Weise Zeuge wurde, wie variantenreich sie in dieser kurzen Zeit ihre aus Leibeskräften in die entgegengesetzte Richtung ziehende Hündin zum Mitkommen zu bewegen versuchte. Mal schmeichelnd: „Komm Dunja, sei eine lieber Hund! Tante Doktor tut dir doch nichts! Nun komm doch!" Dann schon wütender: „Mensch, Dunja, stell dich doch nicht so an!" Und schließlich drohend: „Dunja!! Muss ich Herrchen holen!?"

Einige Passanten waren inzwischen auf das sich wegen des Gleichgewichts der Kräfte in einer Art Patt-Situation befindliche Gespann aufmerksam geworden und auf der gegenüberliegenden Straßenseite stehen geblieben. Schon hörte man es rufen: „Der arme Hund!" - „Das ist doch Tierquälerei!" Dazwischen eine sonore männliche Stimme: „Sie müssen sich bei ihrem Hund durchsetzen, junge Frau!" Dann jemand: „Gott sei Dank, da scheint ja die Tierärztin zu kommen!"

Frau D. blickte sich mit hochrotem Kopf erleichtert um: „Ach, Frau Doktor! Ein Glück, dass Sie gekommen sind! Ich wusste schon nicht mehr, was ich machen sollte. Mein Hund spielt heute einfach verrückt!"

Im Gegensatz zu den Passanten hatte ich jedoch vollstes Verständnis für die Nöte von Frau D., denn Dunja war eine typische Phosphorus-Hündin! Und das nicht nur wegen ihres seidigen glänzenden Felles:

Anlässlich der ersten Untersuchung dieser Setter-Hündin hatte ich nämlich erfahren, dass Dunja zwar gerne renne, beim Laufen aber sehr schnell ermüde. Eigenartiger Weise würden diese Verschnaufpausen jedoch nie lange dauern. So sause sie zum Beispiel bei dem „Werfe-Spiel" mit ihrem Herrchen nach jedem kurzen Ausruhen sofort wieder voller Begeisterung hinter dem nächsten Stock oder Ball her.

Als die Hündin vor einiger Zeit zum ersten Mal in meine Praxis gebracht wurde, war sie ihrem Frauchen noch neugierig bis ins Sprechzimmer hinein gefolgt. Es duftete auf dem Weg dorthin ja auch zu verführerisch nach männlichen und weiblichen Artgenossen, Kaninchen und Katzen sowie nach allem möglichen anderen Getier! Im Sprechzimmer schnüffelte sie, quirlig herumflitzend, mal hier und mal da und schien den Praxisbesuch völlig unbeschwert zu genießen. Dies änderte sich jedoch schlagartig, als sie von ihrer Besitzerin und einer meiner Sprechstundenhilfen mit ermunternden Worten auf den Untersuchungstisch gesetzt wurde. Sobald sie merkte, dass man sie daran hinderte, sofort wieder herunterzuspringen, geriet sie in Panik! Als sie dann noch den kleinen Piekser der jährlich fälligen Tollwutschutzimpfung verspürte, flippte sie trotz unseres guten Zuredens vollends aus: Blitzschnell entwand sie sich den Armen ihres Frauchens, sprang mit einem Riesensatz auf den Boden und sauste durch die von einer Hilfe offengelassene Sprechzimmertür in den Flur Richtung Haustür, offenbar nur von dem einem Gedanken beseelt: Nichts wie raus hier!

Diese unangenehme Erfahrung hatte Dunja offenbar nicht vergessen und versuchte nun, mit den ihr zur Verfügung stehenden Mitteln, sich einem erneuten Praxisbesuch zu entziehen.

Da jeder Zwang sich nur ungünstig auf das sensible Tier auswirken würde, bat ich Frau D. ein Stückchen weiter weg - aber noch in Sichtweite der Praxis - auf meine Sprechstundenhilfe zu warten, um mit dieser einen neuen Behandlungstermin zu vereinbaren. Außerdem würde sie von meiner Hilfe in einem Tütchen fünf kleine Arzneikügelchen erhalten, die sie ihrem Hund eine Stunde vor dem nächsten Behandlungstermin verabreichen solle.

So geschah es. Die fünf mitgegebenen Phosphorus D200-Globuli bewirkten, dass Dunja ihrem völlig verblüfften Frauchen das nächste Mal zwar nicht gerade begeistert aber doch immerhin willig in die Praxis folgte und sich auf dem Untersuchungstisch ohne große Schwierigkeiten behandeln ließ.

Ausschnitte aus dem Arzneimittelbild von **Phosphorus**
(Gelber Phoshor)

* *Barthel, H. (Nr.1, S. 324):*

Erwartungsspannung vor dem Gang zum Arzt, Zahnarzt

* *Westerhuis, A.H. (Nr. 28, S. 87):*

Der Phosphorus-Typ hat ein weiches glänzendes Fell und zwar
sowohl bei kurzem wie bei langem Haar
Es sind temperamentvolle Tiere, die schon nach kurzer Ruhe wieder
zu einer Energieexplosion fähig sind
An der Leine draußen hängt der Hund im Halsband, scheint es eilig
zu haben (vor lauter Begeisterung), zerrt den Besitzer hinter sich her,
spielt sich als Herr auf
Reagiert auf alles
Beim Tierarzt ist er fast nicht zu halten, will ständig vom
Behandlungstisch springen
Er will sich nicht anfassen lassen und kann daher auf die
Verabreichung einer Spritze heftig reagieren

* *Wolff, H.G. (Nr.29, S. 169 u. 249:*

Der Phosphor-Typ beim Hund ist nervös, feingliedrig, seidenhaarig
und dünnhäutig.
Wird ein solcher Hund auf die Straße geführt, dann zieht er und zerrt
an der Leine und ist kaum zu halten
Folgt aber wirklich ein längerer Spaziergang, legt er sich nach
anfänglich ungestümem Drängen bald zu einer Verschnaufpause
nieder, weil er erschöpft ist
Patienten, die bei einem Tierarztbesuch glauben, schlechte
Erfahrungen gemacht zu haben, sind leicht geneigt, bei erneuter
Konsultation vor der Schwelle ihres Helfers
kehrt zu machen. Diese Scheu behebt Phosphorus D 200 eine Stunde
vorher

Fallbeispiel Nr.37

Ein Cantharis-Fall, der keiner war

Nachdem ich des öfteren Cantharis mit Erfolg bei Blasenentzündungen, welche mit einem starken Harndrang einhergingen, eingesetzt hatte, saß ich in puncto Cantharis schon ein wenig auf dem hohen Ross, verordnete im nachfolgenden Fall fast gewohnheitsmäßig Cantharis und erlebte - wie kann es in der Homöopathie, die jede Form des geistigen Hochmuts und jegliches Gewohnheitsdenken prompt ahndet, auch anders sein! - einen mächtigen Dämpfer, denn das Simile war diesmal gar nicht Cantharis, sondern ein völlig anderes Mittel!

Eines Tages wurde ich von der Besitzerin einer kleinen, etwa sechs Monate alten Sennenhündin angerufen, welche ich 1/4 Jahr zuvor schon einmal behandelt hatte.

Als ich das erste Mal um einen Rat gebeten wurde, machte ihr Frauchen sich um die kleine, stets liebe und anschmiegsame Hündin Sorgen, weil sie sich so ganz anders als ihre früheren Hunde im gleichen Alter verhielt. Ihr Verhalten war für einen Welpen viel zu träge und ihr Gang so merkwürdig schlaff und latschig. Außerdem schien sie sehr ängstlich zu sein.

Die Allgemeinuntersuchung des Tieres ergab damals keinen besonderen Befund. Nachdem ich mich vergewissert hatte, dass die Hündin frei von Endoparasiten war, erhielt sie von mir als Konstitutionsmittel lediglich eine Injektion von Calcium carbonicum C30 (s. Fallbeispiel Nr.5), ein Mittel, das ihr sicherlich gut tat. Nach zwei Wochen wurde mir nämlich mitgeteilt, dass die Sennenhündin bereits deutlich flotter liefe, im ganzen lebhafter sei und nunmehr nach Welpenart mit einem alten Pantoffel oder mit ihrem Hartgummiball in der Wohnung umherspiele.

Drei Monate später erfuhr ich nun per Telefon, dass die Hündin sich weiterhin recht gut entwickelt habe. Sie sei lediglich noch ein wenig ängstlich, aber bei weitem nicht mehr so extrem wie früher. Der Grund des heutigen Anrufes sei folgender: Seit einigen Tagen setze sich die

Hündin alle paar Meter hin, mache einige Urintropfen, springe auf und hocke sich erneut hin, um wiederum nur wenige Urintropfen abzusetzen. Manchmal sei auch etwas Blut dabei. - Nein, Läufig sei sie nicht! Die Scheide sei nicht angeschwollen. Außerdem seien die beiden Rüden aus der unmittelbaren Nachbarschaft in keinster Weise an ihr interessiert. Dieses sich immer wieder Hinhocken sähe - so die Hundebesitzerin - mehr nach einer Blasenentzündung aus. Zudem habe sie beobachtet, dass das Tier bei den wiederholten Versuchen Urin abzusetzen hin und wieder kurz aufjaule. Da der Wagen ihres Mannes momentan in der Werkstatt sei, könne sie mit der Hündin leider nicht in die Praxis kommen.

Alles deutete tatsächlich auf eine akute Zystitis hin. Eine die Beschwerden auslösende Causa ließ sich nicht ermitteln. Auf Grund der - wie es schien - eindeutigen Symptome verordnete ich der Hündin telefonisch Cantharis D6- Tabletten mit der Anweisung, dem Vierbeiner hiervon 3 mal täglich eine zu verabreichen.

Der nächste Anruf der Besitzerin kam erst eine Woche später. Der Zustand des Tieres habe sich leider überhaupt nicht gebessert. Da aber das Allgemeinbefinden der Hündin in keinster Weise gestört sei und das Tier sich innerhalb der Wohnung ja auch völlig normal benehme, hätten sie und ihr Mann noch ein wenig die Wirkung der verordneten Tabletten abwarten wollen.

Jetzt wurde ich hellhörig! Wieso benahm sich das Tier in der Wohnung völlig normal? Auf mein leider verspätetes Nachfragen hin erfuhr ich, dass die Hündin in der Wohnung munter herumtolle und - da sie keinerlei Harndrang zeige - auch nicht häufiger als sonst zum „Gassi-Machen" nach draußen geführt werden müsse.

Welch ein Unterschied zu dem Symptomenbild des von permanentem Harndrang geplagten kleinen Kätzchens, dem ich mein erstes homöopathisches Erfolgserlebnis (Fallbeispiel Nr.1) verdanke!

In diesem Moment wurde mir erst bewusst, wie flüchtig ich diesen Fall - noch dazu auf eine Verdachtsdiagnose hin - aufgenommen hatte! Vom schlechten Gewissen geplagt, bat ich die Tierbesitzerin, unverzüglich mit der Hündin in die Praxis zu kommen, riet ihr jedoch, die Hündin im Auto zu belassen, da ich mich von dem eigenartigen Verhalten des Tieres selber überzeugen wollte.

Gesagt getan. Eine Weile später sprang die kleine, recht mollige Hündin vor meiner Praxis munter aus dem Wagen und lief am Boden schnuppernd hin und her, wobei sie immer wieder ein wenig ängstlich nach ihrem Frauchen Ausschau hielt. Kurz darauf hockte sie sich an einen Baum zum „Bächlein-Machen" hin, sprang jedoch nach den ersten Urintropfen sofort wie von einer Tarantel gestochen hoch, schaute entsetzt auf ihr Hinterteil, lief wie in Panik einige Schritte, hockte sich wieder hin, machte einige Tropfen, sprang jaulend auf, rannte einige Meter weiter, hockte sich wieder hin und so ging es zehnmal, fünfzehnmal - ! Dann konnte ich es einfach nicht mehr mit ansehen und bat die Hundebesitzerin, mir mitsamt ihrem Vierbeiner in die Praxis zu folgen.

Anscheinend empfand die Hündin erst beim Urinieren und noch eine kurze Zeit danach einen heftigen Schmerz oder ein Brennen. Sie verhielt sich fast so, als habe man Pfeffer auf ihre Schleimhäute gestreut. Pfeffer! Bei diesem Gedanken kam mir ein Gespräch mit einer Kollegin in den Sinn, bei welchem ich erfahren hatte, dass Capsicum, der homöopathisch aufbereitete Pfeffer, nach ihrer eigenen Erfahrung manchmal in der Lage sei, quälende, therapieresistente Zystitiden und andere brennende Schleimhautentzündungen erstaunlich rasch zur Ausheilung zu bringen.

Die Allgemeinuntersuchung der Hündin ergab keinen besonderen Befund. Bei der vaginalen Untersuchung wehrte sie sich jedoch auffallend heftig gegen das behutsame Einführen des Spekulums. Warum sie das tat, wurde mir bald klar, denn die gesamte Scheidenschleimhaut des Tieres war hochrot und deutlich verschwollen, was mich unter anderem auch an Apis (siehe Fallbeispiele 15 u.18) denken ließ. An einigen Stellen wies sie kleine aphtenähnliche Veränderungen auf. Da die Hündin zu den Calcium carbonicum - Typen zählte und ihr gesamtes Erscheinungsbild durchaus auch zu dem Arzneimittelbild von Capsicum zu passen schien, verordnete ich der Hündin erst einmal versuchsweise

142

Capsicum D6 (3 mal täglich eine Tablette). Ich war mir in diesem Fall der richtigen Arzneiwahl jedoch keineswegs sicher! Wäre Apis vielleicht doch das zu diesem Fall besser passende Mittel gewesen? Leider hatte ich wegen einer anstehenden Notoperation keine Zeit mehr, die Arzneimittelbilder dieser beiden Mittel in Ruhe zu vergleichen. Deshalb bat ich die Hundebesitzein, die Hündin am nächsten Morgen noch einmal kurz in der Praxis vorzustellen. Fatalerweise war dies nicht möglich, weil die gesamte Familie inklusive Vierbeiner in der Frühe des nächsten Tages verreisen wollte! Auf mein dringliches Anraten hin wurde mir jedoch zugesagt, die Sennenhündin am Urlaubsort sofort von einem Kollegen nachuntersuchen und gegebenenfalls nach schulmedizinischen Richtlinien weiterbehandeln zu lassen.

Doch ganz offensichtlich war das homöopathisch aufbereitete Capsicum annum, „Spanischer Pfeffer", „Cayennepfeffer" oder „Paprika" genannte Nachtschattengewächs in diesem eigenartigen Fall das passende Mittel gewesen, da (wie ich einige Wochen später von der Tochter des Hauses zu meiner Erleichterung erfuhr) nach seiner Verabreichung sämtliche Beschwerden innerhalb weniger Tage verschwanden, so dass der am Urlaubsort ansässige Tierarzt nicht mehr konsultiert werden musste.

Ausschnitte aus dem Arzneimittelbild von **Capsicum annuum** (Spanischer Pfeffer)

* *Boericke, W. u. O.E. (Nr.2, S. 145):*

  Fettleibige Menschen
  Beeinflußt die Schleimhäute
  Brennende Schmerzen
  Brennen in der Harnröhrenmündung

* *Lathoud, J.A. (Nr.18, S. 459):*

  Harnorgane: Brennen bei der Miktion, brennende Schmerzen nach der Miktion

- *Nash, E.B. (Nr.20, S. 306):*

Es ist ein Mittel, an das bei allen Leiden zu denken ist, welche von
Brennen der Schleimhäute an irgendeiner Stelle begleitet wird.
Das charakteristische Brennen ist nicht das von Arsenicum, sondern
die Empfindung ist, als ob roter Pfeffer auf die Stelle gestreut worden
wäre.

Fallbeispiel Nr. 38

Impffolgen

Die Hündin wurde mir mit folgendem Vorbericht vorgestellt: Der vor gut fünf Monaten vom jetzigen Besitzer übernommene Zwergschnauzer habe bereits viermal im Abstand von ca. 28 Tagen eine fieberhafte Gastro-Enteritis gehabt, die von einem Kollegen jedes Mal mit antibiotischen Injektionen und Tabletten erfolgreich behandelt worden sei. Die letzte Behandlung sei jetzt etwa drei Wochen her. Wegen der ständigen Rezidive habe der Familienrat nun beschlossen, es einmal mit einer homöopathischen Behandlung des Tieres zu versuchen.

Die genaue Befragung ergab, dass die erste Gastro-Enteritis ohne erkennbaren Grund einige Tage nach der Fünffach-Impfung des Tieres aufgetreten war. Die Hündin trinke grundsätzlich wenig. Auch im Fieber. Sie sei sehr lieb, anlehnungsbedürftig und schmuserig, habe aber kein Selbstbewusstsein und mache sich daher „oft klein", obwohl sie gern mit anderen Hunden spiele. Das Fell sei schütter und zeige an den Extremitäten einige kahle Stellen. Anscheinend habe die Hündin manchmal kalte Füße; denn sie ziehe sich eigenartigerweise hin und wieder, wenn sie im Körbchen läge, mit den Zähnen die Decke über ihre Pfoten. Ein in der Tat absonderliches Verhalten!

Die klinische Untersuchung des kleinen Schnauzers ergab keinen besonderen Befund. Auffallend war jedoch die Tatsache, dass die Magen-Darmsymptome erstmals unmittelbar nach seiner Impfung aufgetreten waren!

Vordergründig deutete manches (die alle 28 Tage auftretenden Beschwerden, die Durstlosigkeit und auch das sanfte Wesen des Tieres) auf Pulsatilla hin. Jedoch schien mir die wahrscheinliche Causa, nämlich das Nicht-Verkraften der Impfung, im Zusammenhang mit der medikamentellen Unterdrückung der fieberhaften Durchfälle für die Simile-Findung weitaus wichtiger zu sein als die vorhandenen und - wie die nachfolgende Repertorisation zeigt - keineswegs nur für Pulsatilla typischen Symptome. Waren doch zu meiner Überraschung Silicea und Sulphur ebenfalls mit dieser Symptomatik in fast allen der von mir im Kent`schen Repertorium (Nr.13) aufgesuchten Rubriken vertreten!

Wäre lediglich in der Impfbelastung die Ursache für das wiederholte Auftreten der Magen-Darmsymptome zu sehen gewesen, hätte ich mich für Silicea als das in jeder Hinsicht am besten passende Mittel entschieden. Da aber sowohl das Fieber als auch die Magen-Darmsymptome nach jeder der vier mit Antibiotika durchgeführten Behandlungen prompt verschwanden, um dreimal in schöner Regelmäßigkeit nach einigen Wochen wiederzukehren, hatten wir es hier vermutlich zusätzlich mit einer medikamentellen Unterdrückung zu tun.

Es sprach für den guten Gesundheitszustand des Hundes, dass sein Organismus - trotz der wiederholten medikamentellen Unterdrückung - bisher immer wieder aufs Neue versucht hatte, sich der im Körper zurückgebliebenen Schadstoffe zu entledigen und über den Darmtrakt nach außen abzuleiten. Um ihn bei seinen „Entsorgungsbemühungen" zu unterstützen, galt es nunmehr ein Mittel zu finden, welches nicht nur die Impfbelastung, sondern nach Möglichkeit auch die medikamentelle Unterdrückung der körpereigenen Selbstheilungsversuche abdeckt und die Eliminierung eventuell noch vorhandener Schadstoffe wieder in Gang bringt. Und das tut, den Literaturangaben zufolge, Sulphur in einem weit größeren Umfang als Silicea. Denn der Schwefel ist und bleibt, so Eichelberger, „das Unterdrückungsmittel par excellence"!

Die Hündin erhielt somit eine Gabe Sulphur C30 und ihr Besitzer die Anweisung, selber keinesfalls etwas zu unternehmen, falls sein Vierbeiner erneut Durchfall oder irgendwelche anderen Symptome zeigen solle, sondern mich sofort anzurufen.

Etwa eine Woche später kam die telefonische Mitteilung, dass die Hündin wieder leichten Durchfall und, wie man hören und riechen könne, auch Blähungen habe. Fieber habe sie jedoch diesmal nicht. Rat: Abwarten! Am nächsten Tag wurde mir berichtet, dass die Stuhlkonsistenz wieder normal sei. Die Hündin habe jedoch vorhin in der Wohnung urplötzlich eine regelrechte Harnflut gezeigt. Das stets stubenreine Tier habe zum ersten Mal nicht schnell genug auf die Straße

146

kommen können. Der Urin sei ihm beim Rennen nach draußen nur so an den Beinen heruntergelaufen. Was man denn nun tun solle? Mein Rat: Weiterhin abwarten und mich gegebenenfalls wieder anrufen.

Nach sieben Wochen erfuhr ich, dass die Harnflut sich nicht wiederholt habe, die Hündin putzmunter und ihr Kot immer schön geformt sei.

Dass die stete medikamentelle Unterdrückung der fieberhaften Gastro-Enteritiden, mittels derer sich der Organismus des Hundes offensichtlich irgendwelcher nach der Impfung im Körper verbliebenen Störelementen zu entledigen suchte, die eigentliche Ursache für die ständigen Rezidive war, beweist das Auftreten einer so massiven Ausscheidung etwa eine Woche nach der einmaligen Behandlung mit homöopathisch aufbereitetem Schwefel. Diesmal erfolgte die Ausscheidung allerdings über die Nieren in Form einer außergewöhnlichen Harnflut. Ganz offensichtlich wurden durch diesen Vorgang die störenden Schadstoffe samt und sonders aus dem Körper der Hündin ausgeschwemmt, denn von Stund an war der Zwergschnauzer - sehr zur Freude seines Besitzers - ohne den befreit.

Dieser recht komplexe Fall schien mir geeignet, einen kleinen Einblick in den Aufbau des von *Keller v.,G./Künzli von Fimmelsberg* überarbeiteten dreibändigen homöopathischen Standartwerkes „*Kents Repertorium der homöopathischen Arzneimittellehre*" (Nr.13) zu geben und aufzuzeigen, wie man sich eines derartiges Nachschlagewerke bei der Arzneimittelfindung bedient (s. auch Anhang: Repertorisation).

Des besseren Überblicks wegen werden die unzähligen in diesem dreibändigen Symptomenverzeichnis angeführten Krankheitssymptome in einzelne Gruppen eingeteilt.
Die meisten von ihnen sind auf bestimmte Körperregionen und Organsysteme bezogen, weshalb derartige Abschnitte in diesem Repertorium mit Überschriften wie „Kopf", „Rücken", „Extremitäten", „Haut", „Ohren", „Magen", „Abdomen" usw. versehen sind .
Andere Abschnitte tragen die Überschrift „Gemüt", „Allgemeines", „Empfindungen" und „Schwindel".

Unter der Überschrift „Gemüt" werden alle möglichen Geist- und
Gemütsymptome und unter dem Stichwort „Allgemeines" zahlreiche
ganzheitliche Symptome (wie z.B. Säfteverlust, Schweiß, Schwäche oder
Zittern) angeführt.
Wie bei allen anderen Gruppen sind auch hier die angeführten
Symptome mit entsprechenden, die Arzneimittelfindung erleichternden
Unterrubriken versehen.
Unter dem Stichwort „Modalitäten" werden   alle möglichen Bedingun-
gen angeführt, die Beschwerden gleich welcher Art zu bessern oder zu
verschlechtern vermögen und zugleich diejenigen Mittel angegeben, die
unter den angegebenen Voraussetzungen als mögliche Simile in Frage
kommen könnten.
Wenn Hinweise auf eine Besserung oder Verschlechterung fehlen, so
bedeutet das im Kent immer eine Verschlechterung des Befindens.

Bei der Repertorisation des vorliegenden Falles fand ich im Kent.
unter „Modalitäten"

Bd.I (S.503): *nach Impfung* **(9 Mittel)**
         u.a. **Silicea u. Sulphur**
Bd.I (S.490): Periodizität jeden 28. Tag **(5 Mittel)**
         u.a. Pulsatilla

unter „Gemüt"

Bd.I (S.71): *Gemüt:*
     Milde (große Rubrik)
       u.a. **Pulsatilla, Silicea** u. Sulphur
Bd.I (S.94): *Mangel an Selbstvertrauen* (große Rubrik)
       u.a. *Puls., Silicea* u. Sulphur +
Bd.I (S.149): *Zaghaftigkeit* (große Rubrik):
       u.a. *Pulsatilla, Silicea* u. **Sulphur**

unter „Magen:"

Bd.III (S.438): *unter Durst:*
     durstlos während Hitzestadium im Fieber (mittelgroße
     Rubrik)
       u.a. *Pulsatilla u. Sulphur*

unter „Extremitäten"

Bd.II (S.474): *Kälte: Füße:* (sehr große Rubrik)
        u.a. **Pulsatilla , Silicea u. Sulphur**

unter „Rectum"

Bd.III (S.608): *Diarrhoe nach Impfung* (**nur 3 Mittel**):
        u.a. Silicea +

Eine solche Repertorisation dient, wie bereits mehrfach erwähnt, vor allem dazu, diejenigen homöopathischen Arzneimittel ausfindig zu machen, in deren Arzneimittelporträts die gesuchten auffallenden oder absonderlichen Symptome des zu behandelnden Patienten überhaupt auftauchen.

Da im vorliegenden Fall gleich drei Mittel als mögliche Simile in Frage zu kommen schienen, half mir das Studium ihrer Arzneimittelbilder, das zum Gesamtsymptomenbild unseres Patienten am besten passende Mittel herauszufinden.

Ausschnitte aus dem Arzneimittelbild von **Pulsatilla pratensis** (Wiesenküchenschelle)

- *Hahnemann, S. (aus Buchmann, W., Nr.3, S. 71-73):*

„Pulsatilla wird desto hülfreicher sein, wenn neben den Körpersymptomen zugleich ein schüchternes, weinerliches, zu innerlicher Kränkung und stiller Ärgernis geneigtes, wenigstens ein mildes und nachgiebiges Gemüt im Kranken zugegen ist.
Das passt besonders, wenn in gesunden Tagen die kranke Person gutmütig und mild ... veranlagt war ... . Am besten ist es, wenn auch untermischte Frostigkeit nicht fehlt und Durstlosigkeit zugegen ist."

Ausschnitte aus dem Arzneimittelbild von **Silicea terra** (Kieselsäure)

- *Boericke, W. u. O.E.: (Nr.2, S. 511):*

Impfschäden
Der Silicea-Patient ist kalt, fröstelnd, will viel warme Kleidung

Hände und Füße kalt
Nachgiebig, schwachherzig, ängstlich

- *Mezger, J. (Nr.19, Bd.II, S. 1326-1330):*

Psychisch ist der Silicea-Typ gekennzeichnet durch seine
Ängstlichkeit und den Mangel an Selbstvertrauen
Die Frostigkeit gehört zu den ausgeprägtesten Erscheinungen des
Siliceabildes;
es besteht ein Mangel an Lebenswärme

Ausschnitte aus dem Arzneimittelbild von **Sulphur lotum**
(Schwefelblüte)

Zu der Verordnung von Sulphur führte mich diesmal nicht so sehr die
eigentliche Sulphur-Symptomatik, obwohl sie - wie die Repertorisation
zeigt - die meisten der bei der Zwergschnauzer-Hündin beobachteten
Symptome ebenfalls abdeckt. Maßgebend war für mich in diesem Fall die
bei seiner Anwendung von erfahrenen Homöopathen gemachte und in
zahlreichen Arzneimittellehren dokumentierte Beobachtung, dass
Sulphur nicht nur - wie Silicea und einige andere Mittel - die schädlichen
Nebenwirkungen von Impfungen durch die Elimination von Schad-
stoffen zu beheben vermag, sondern darüber hinaus auch noch eines der
wichtigsten homöopathischen Mittel für die möglichen Folgen der medikamentellen Unterdrückung eines Krankheitszustandes darstellt.

- *Barthel, H. (Nr.1, S.412):*

Folge von Unterdrückung von Schleimhautabsonderungen

- *Kent, J.T. (Nr.14, S. 743):*

Die schädlichen Nebenwirkungen der Impfung werden häufig durch
Sulphur geheilt.

- *Stauffer, K. (Nr.25, S .634 :*

Es werden die Ausscheidungsorgane, besonders die Leber, Nieren
und Haut in Erhöhte Tätigkeit gebracht

Die Wirkung des Schwefels ist offensichtlich eine durch die großen
Drüsen ausscheidende und eine auf die Schleimhäute, besonders aber auf
die Haut ableitende.
Wenn bei der Einleitung einer Schwefelkur Hautausschläge, Ekzeme und
dergleichen oder vermehrte Schleimhautsekretion an irgend einer Stelle
... eintreten, dann dürfen
die Selbstreinigungsbestrebungen des Organismus niemals gestört
werden."

- *Wellmer, W. (Nr.27, S. 194):*

  Wirkt auf die feinsten biochemischen Vorgänge ein
  erhöht die Tätigkeit der Ausscheidungsorgane Leber, Nieren und
  Haut.
  Löst Giftstoffe aus ihrer Verankerung im Körper.

Fallbeispiel Nr.39

Linderung der Beschwerden bei einem Krebspatienten

Eines Tages wurde eine 15jährige Katze von einer ebenfalls schon recht betagten Dame in meine Praxis gebracht, weil sie in letzter Zeit so gut wie nichts fräße und jede Bewegung scheue. Das alte Tier war bereits stark abgemagert und wirkte völlig erschöpft. Seine beiden Milchleisten waren von den ersten bis zu den letzten Zitzen mit infiltrativ wachsenden Tumoren durchsetzt. Die zugehörigen Lymphknoten waren ebenfalls betroffen. Das normalerweise über der Bauchdecke leicht verschiebbare in lockerem Bindegewebe eingebettete Gesäuge schien mit dieser wie verwachsen. Als ich herauszufinden versuchte, ob das verhärtete Drüsengewebe über der Bauchdecke nicht doch noch ein wenig zu bewegen sei, reagierte die Katze mit heftigen Abwehrbewegungen.

Die beiden karzinomatös entarteten Milchleisten durch eine Operation zu entfernen, war in diesem fortgeschrittenen Stadium technisch nicht machbar und wäre darüber hinaus auch aus tierschützerischen Gründen abzulehnen gewesen. Darum bereitete ich die Katzenbesitzerin schonend darauf vor, dass ihr Tierchen in keinem Fall mehr lange leben würde. Da es sich jetzt schon quäle, sei es für das alte Kätzchen besser, wenn es recht bald durch eine überdosierte Vollnarkose von seinem Leiden erlöst würde.

„Meine Katze einschläfern! Das dulde ich nie und nimmer!" Die alte, etwa 80jährige Dame wurde derart aufgebracht, dass ich sie nur mit großer Mühe wieder beruhigen konnte. Ich befand mich nunmehr in einem bedrückenden Zwiespalt: Einerseits war mir klar, dass ich einen so alten Menschen nicht allzu sehr erregen durfte, andererseits konnte ich aber auch das Kätzchen nicht länger leiden lassen!

Was also tun?

Während die Dame ihr Tierchen immer wieder liebevoll streichelte, fiel mir glücklicherweise Carbo animalis, die Tierkohle, ein, welche - wie ich irgendwo gelesen hatte - bei Drüsenverhärtungen unterschiedlichster Art, so diese mit einer großen körperlichen Schwäche einhergehen, recht hilfreich sein soll. Ob dieses Mittel, homöopathisch aufbereitet, auch die schmerzhaften Beschwerden der kleinen Katze vorübergehend lindern konnte?

Versuchsweise verordnete ich ihr also Carbo animalis D6-Globuli (3 x täglich 5 Globuli) und konnte zu meiner Erleichterung erleben, dass das Allgemeinbefinden des Tieres in den folgenden Tagen eine deutliche Besserung erfuhr. Die karzinomatösen Veränderungen verschwanden natürlich nicht. Das zuvor ebenfalls verhärtete, sie umgebende Binde-gewebe wurde jedoch zunehmend weicher und elastischer! Das Tier schien weniger Schmerzen zu haben, bewegte sich dadurch sichtlich besser und fing an, wieder regelmäßig kleine Portionen ihres Lieblings-futters zu aufzunehmen.

Da ich kurz darauf in Urlaub fuhr, überwies ich das Kätzchen an einen Kollegen, von welchem sie mit dem Einverständnis seiner Besitzerin eine Woche später durch eine überdosierte Vollnarkose zu Hause sanft und schmerzfrei eingeschläfert wurde.

Es war somit der Wirkung von Carbo animalis zu verdanken, dass die alte Dame in die Lage versetzt wurde, die mit ihr geführten Gespräche in aller Ruhe zu überdenken und zu erkennen, dass ihre Einwilligung zum Einschläfern des unheilbar kranken Kätzchens ein letzter Liebes-dienst war, den sie ihrem Tierchen erweisen konnte.

Ausschnitte aus dem Arzneimittelbild von **Carbo animalis** (Tierkohle)

* *Barthel, H. (Nr.1 ,S. 109):*

  Knoten in den Mammae
  Erkrankungen alter Menschen
  Verhärtete Drüsen

* *Boericke, W. u. O.E. (Nr.2, S. 147):*

  Schmerzhafte Verhärtungen in der Brust

- *Gerd-Witte, H. (Nr.11, S. 206):*

  Brustwarzen eingezogen, Verhärtungen, Knoten, Tumoren, Karzinom
  Durst extrem stark
  Völle schon nach den ersten Bissen

- *Nash, E.B. (Nr.20, S. 180):*

  Große Schwäche, Mangel an Energie, Erschöpfung
  Die betreffenden Kranken sind oft zu Anschwellungen und
  Verhärtungen der Drüsen geneigt
  Geschwülste nehmen einen krebsartigen Charakter an
  Die Geschwülste scheinen eine Vorliebe für die Achsel-, die
  Leistengegend oder die Brüste zu haben

Fallbeispiel Nr.40

Ein Kater mit chronischem Husten

Der mir von einer entfernt wohnenden Dame vorgestellte Kater war etwa zehn Jahre alt. Seit über einem Jahr - bis dahin sei mit ihm noch alles in Ordnung gewesen - leide er an einem chronischen Husten. Aus diesem Grund habe er von ihrem Haustierarzt alle 2-3 Monate eine Cortison-Injektion, mit Langzeitwirkung erhalten, worauf die Beschwerden immer sehr bald verschwunden seien. Die letzte Injektion sei ihm vor etwa 10 Wochen verabreicht worden und nun fange „Anton" seit einigen Tagen wieder an zu husten. Eine Freundin habe ihr jetzt geraten, es doch einmal mit der Homöopathie zu versuchen, da die Cortison-Injektionen den Kater offenbar immer sehr belasten.

Durch Nachfragen erfuhr ich, dass der Husten nach Mitternacht beginnen und erst zum frühen Morgen hin nachlassen würde. Tagsüber huste das Tier deutlich weniger und abends so gut wie gar nicht. Der recht schwere Kater - so die Besitzerin - sei noch sehr vital und äußerst dominant. Ihre drei anderen Katzen (ein Kater und zwei weibliche Tiere) trauten sich deshalb nicht gegen ihn aufzumucken, obwohl es - wenn sie es recht überlege - eigentlich nie zu einer richtigen kämpferischen Auseinandersetzung zwischen Anton und ihnen gekommen sei. Es sei wohl mehr sein Imponiergehabe, das die anderen einschüchtere. Nicht selten ziehe er sich auch von den anderen zurück. Er fräße unterschiedlich gut. Da die vier Tiere zusammenlebten, sei die Verdauung der einzelnen Tiere natürlich schwer zu beurteilen. Trinken würde er normalerweise wenig. Nur nach den Cortison-Injektionen zeige er vermehrten Durst. Eigenartigerweise scheine dieser immer noch recht kräftige Vierbeiner aber leicht zu frösteln, denn er suche in auffallender Weise die Wärme. Am liebsten würde er wohl direkt auf dem Ofen sitzen nach dem Motto: Je wärmer, desto besser!

In Anbetracht der wenigen individuellen Symptome erhielt das Tier eine Injektion von Nux vomica C30. Es war das erste Mal, dass ich - bei meiner Arzneimittelfindung dem Ähnlichkeitsprinzip folgend - einen Husten mit Nux vomica behandelte, einem Mittel, dessen Hauptangriffspunkte bekanntermaßen das vegetative Nervensystem, der Magen-Darm-trakt sowie die Leber sind! Aber vielleicht gab es ja einen nicht ohne weiteres erkennbaren Dauerstress, der dem alternden nach außen hin immer noch dominant wirkenden Kater zu schaffen machte. Möglicherweise war es das Leben in einer Gruppe (Katzen sind von Natur aus ja keine Herdentiere) oder der Zwang, sich als Boss behaupten zu müssen, welcher über den Umweg des vegetativen Nervensystems zu seinen nächtlichen Atmungsbeschwerden führte!

Vielleicht lag dem Krankheitsbild aber auch ein allergisches Geschehen oder eine chronische, durch Cortison lediglich unterdrückte Bronchitis zu Grunde? Wie man sieht, gab es so manche unbeantwortete Fragen, weshalb ich hinsichtlich des zu erwartenden Heilerfolges meine erheblichen Zweifel hatte.

Einige Tage später kam jedoch der erfreuliche Anruf: „Der Kater hat in den letzten Tagen so gut wie nicht mehr gehustet." Nach zwei weiteren Wochen erfuhr ich von der hochzufriedenen Katzenbesitzerin: „Dem Tier geht es nach wie vor unverschämt gut!"

Als der Kater etwa drei Wochen nach der Nux vomica - Injektion einen ersten Rückfall erlitt, erhielt er noch einmal das gleiche Mittel in der gleichen Potenz, woraufhin der Husten wiederum prompt verschwand und bis zu meinem letzten Gespräch mit der Katzenbesitzerin, welches etwa sechs Wochen später stattfand, auch nicht wieder auftrat. Seitdem habe ich nichts mehr von ihr gehört.

Was mich bei meiner Arzneimittelwahl zu Nux vomica führte, war vor allem der nur diesem Mittel eigene Zeitpunkt der Hustenverschlimmerung, das auffallende Verlangen nach Wärme und das dominante Verhalten des Katers.

Natürlich muss man sich bei der Behandlung von Tieren darüber im Klaren sein, dass die bei Arzneimittelprüfungen an gesunden menschlichen Probanden beobachteten Prüfungssymptome nur unter bestimmten Voraussetzungen, d.h. nur unter Berücksichtigung des artspezifischen Verhaltens auf Tiere zu übertragen sind. Da Katzen und Hunde wie wir

156

Menschen zwar durchaus nachts aktiv sein können, aber nicht (wie z.B. die Goldhamster) zu den nachtaktiven Säugetieren zählen, habe ich es auch in diesem Fall für vertretbar gehalten, die nächtliche Verschlimmerung (vergl. auch Fallbeispiel Nr.25) als auffälliges, absonderliches Symptom in meine Arzneimittelfindung mit einzubeziehen.

Ausschnitte aus dem Arzneimittelbild von **Nux vomica** (Brechnuß)

- *Keller v., G. / Künzli von Fimmelsberg (Nr.13 ,Bd.III, S. 358, Bd.I, S. 527 u. S. 147):*

  Husten, Zeit: Nach Mitternacht bis Tagesanbruch (nur 1 einziges Mittel!): Nux vomica
  Modalitäten, Ofenwärme bessert u.a.: Nux vomica
  Gemüt: Verträgt keinen Widerspruch u.a.: *Nux vomica*

- *Westerhuis, A.H. (Nr.28, S. 84):*

  Was an dominanten Zügen beim Nux vomica-Typ vorhanden ist, ist meistens Bluff
  In seltenen Fällen kann dieser Bluff freilich auch in Aggression umschlagen.

Fallbeispiel Nr.41

Eine heimwehkranke Boxerhündin

Eine Hundebesitzerin, welche ihre sechsjährige Boxerhündin noch nie länger als höchsten einen halben Tag alleine gelassen hatte, musste plötzlich für mehrere Wochen ins Krankenhaus. Als sie erstmals des Abends nicht nach Hause kam, verkroch sich die Hündin in einen dunklen Winkel. Auf das gütliche Zureden ihres Herrchens reagierte sie in keinster Weise. Sie beachtete ihn überhaupt nicht, schaute quasi durch ihn durch und schien mit all ihren Sinne nur angespannt auf das leise Quietschen des Gartentörchens zu lauschen, da dieses Geräusch für sie immer der Anlass war, freudig bellend aufzuspringen, um ihr Frauchen bereits an der Haustüre stürmisch zu begrüßen. Schließlich begann die Hündin leise vor sich hinzuwimmern, wobei immer wieder ein Zittern ihren Körper durchlief. Als der ihrem Verhalten recht hilflos gegenüberstehende Hausherr, mit dem das Tier sich sonst recht gut verstand, die Hündin anleinen wollte, um sie aus ihrer Ecke hervorzuholen, knurrte die sonst so brave und liebe Hündin zum ersten Male in ihrem Leben ihr Herrchen böse an, zog die Lefzen warnend hoch und zeigte ihm somit unmissverständlich, dass sie in Ruhe gelassen werden wollte. Nachdem er sie trotzdem mit sanfter Gewalt unter dem Schreibtisch hervorgezogen hatte, folgte sie ihm zwar willig zum Geschäftchenmachen in den Garten, um sich jedoch anschließend sofort wieder unter dem Schreibtisch zu verkriechen. Am nächsten Tag das gleiche Verhalten. Außerdem verweigerte der trauernde Hund nunmehr jegliche Nahrung.

Auf meine gezielten Fragen hin erfuhr ich von dem besorgten Hundebesitzer, dass die Boxerhündin bereits von klein auf äußerst empfindsam gewesen sei und auf den kleinsten Tadel ihres Frauchens sehr oft sichtlich beleidigt reagiert und sich gekränkt in irgendeinen stillen Winkel verkrochen habe. Die auslösende Veranlassung für das merkwürdige Verhalten des übersensiblen Tieres war offensichtlich Heimweh, die Sehnsucht nach dem vertrauten Menschen und der mit der Abwesenheit ihres Frauchens verbundene plötzliche Liebesverlust. Diese Ätiologie führte mich rasch zu Ignatia, jenem Mittel, das in seinem

Arzneimittelbild nicht nur das feinfühlige Gemüt, sondern auch die Neigung zu Gekränktsein, Gram und Kummer hat sowie das Bedürfnis, mit dem Kummer allein zu sein. Die Hündin erhielt daraufhin drei Tage lang 1 mal täglich 1 Tablette Ignatia C30.

Am Abend des ersten Tages der Tablettenverabreichung ging sie bereits spontan zu ihrem Futternapf, fraß ihn restlos leer und legte sich erstmals zu den Füßen ihres Herrchens hin. Am dritten Tag waren sämtliche Kummersymptome verschwunden.

Als die Boxerbesitzerin einige Wochen später aus dem Krankenhaus entlassen wurde, hatten natürlich alle mit einer großen Wiedersehensfreude des Tieres gerechnet. Doch es kam völlig anders als erwartet! Die Hündin schaute sie mit großen Augen nur ganz eigenartig an, drehte sich um, ging still von ihr weg und verkroch sich wiederum in ihren alten Kummerwinkel, ohne auf die liebevollen Worte ihres Frauchens auch nur in irgendeiner Weise zu reagieren.

Jetzt war es vor allem das so widersprüchliche Verhalten des Vierbeiners, das mich während eines erneuten telefonischen Konsultationsgespräches in Kenntnis der gesamten Vorgeschichte ebenfalls zu Ignatia führte. Das Mittel half auch dieses Mal wiederum prompt, denn bereits am Abend tollte die Hündin fröhlich und ausgelassen mit ihrem Frauchen im Garten herum.

Im Gesamtsymptomenbild der so sensiblen Boxerhündin können wir, so wir uns das Arzneimittelbild von Ignatia einmal näher anschauen, ohne Schwierigkeiten gleich mehrere Leitsymptome dieses Mittels erkennen:

Ausschnitte aus dem Arzneimittelbild von **Ignatia amara** (Ignatiusbohne) (siehe auch Fallbeispiele Nr.45 und Nr.46)

* *Barthel, H. (Nr.1, S. 202-203):*

  Beschwerden infolge von Enttäuschung, kürzlich Erlebtem,
  von Erwartungsspannung, von Heimweh, von Kränkung,
  Demütigung,
  enttäuschter Liebe mit stillem Kummer

Abneigung gegen Gesellschaft
Trost und freundliche Worte verschlechtern

- *Farrington, H. (Nr.10, S. 290-293):*

Dem Ignatia-Patienten gehen besonders Kummer und enttäuschte
Liebe nahe
Der Ignatia-Patient kann plötzlich sehr zornig werden, aber es tut ihm
genauso schnell wieder leid. Aggressivität und Streitsucht kennzeich-
nen ihn nicht. Wenn der Patient Kummer hat oder beleidigt wurde,
will er allein sein und brütet darüber
Dies ist der Schlüssel zu dem geistigen und emotionalen Charakter des
Ignatia-Patienten
Ignatia ist ein Mittel paradoxer und widersprüchlicher Zustände. Dies
ist eines ihrer Leitsymptome

- *Mezger, J. (Nr.19, Bd.I, S. 770):*

  Die Empfindungen des Kranken tragen den Charakter des Uner-
  warteten und Widerspruchsvollen
  Jede Aufregung ruft eine Verschlimmerung hervor. Zittern des
  Körpers und große Neigung zu Krämpfen

- *Westerhuis, A.H. (Nr. 28, S. 74):*

Der Ignatia-Typ ist meist eine Hündin. Sie ist freundlich, nicht
überschwänglich,
scheinbar ruhig (aber keineswegs langweilig), etwas schüchtern und
introvertiert.
Sie kann nicht nur gut allein sein, sondern will dies sogar. Trotzdem
ist Ignatia das „Heimweh-Mittel!"
Solche Widersprüchlichkeiten sind typisch für den Ignatia-Typ.

Fallbeispiel Nr.42

Scheinträchtigkeit bei „Mutter" und „Tochter"

Die Dackelhündin „Julia" wurde Jahr für Jahr mit schöner Regelmäßigkeit 6-8 Wochen nach ihrer Läufigkeit scheinträchtig. Wenn es soweit war, bildete sich ihr Gesäuge wie bei einer echten Trächtigkeit immer mehr an. Sie hätte in dieser Phase ohne weiteres als Amme fungieren können. Doch leider fehlten uns just dann - wie das im Praxisleben manchmal so ist - die mutterlosen Welpen.

Da Julia während ihrer Lactatio falsa noch anhänglicher und liebebedürftiger war als zuvor, in der Wohnung müde wirkte und viel schlief, im Freien jedoch munter herumtollte, wenig trank und ihr Gesäuge nie Anzeichen einer Verhärtung erkennen ließ, erhielt sie von mir jedes Mal für einige Tage Pulsatilla D30, worauf die hormonell bedingten Veränderungen ihrer Psyche und des Milchdrüsengewebes binnen relativ kurzer Zeit verschwanden.

Eines schönen Tages entwischte Julia auf dem Höhepunkt ihrer Läufigkeit für einige Stunden, brachte nach 63 Tagen mit meiner Hilfe einen dicken Welpen zur Welt und schien sich während ihrer ersten echten Mutterschaft äußerst wohl zu fühlen. Dies alles verhinderte jedoch keineswegs, dass sie sieben Wochen nach der nächsten Läufigkeit erneut scheinträchtig wurde.

Das Produkt ihrer freien Partnerwahl, eine kleine Hündin namens „Bienchen", gedieh prächtig und entwickelte sich in den nächsten Monaten zu einem äußerst drolligen kleinen Mischling. Doch zeigte sich leider nach der ersten Läufigkeit, dass die kleine Hündin die Veranlagung zur Lactatio falsa von ihrer Mutter geerbt hatte! Als die Hundebesitzerin mit ihr dieserhalb in die Praxis kam, hatte sie ihr bereits - auf Grund ihrer guten Erfahrungen mit Julia - mehrere Tage lang Pulsatilla verabreicht. Jedoch ohne jeden Erfolg.

Auf mein Nachfragen hin erfuhr ich, dass Bienchens Wesen sich seit Beginn der Scheinträchtigkeit total verändert habe: Im Gegensatz zu sonst sei sie jetzt enorm unruhig, winsele leise vor sich hin, suche immer wieder ihr Körbchen auf und drehe sich, wie verrückt scharrend und die Decken zusammenkratzend, in diesem herum, als ob sie in aller Eile ein Nest bauen müsse. Sie scheine dies alles wie unter einem Zwang zu tun und sei dann kaum ansprechbar! Ihre kleine Stoffmaus behandele sie neuerdings wie einen Welpen und nehme sie in ihrer Schnauze überall mit hin. Außerdem sei sie momentan von einer geradezu lästigen Anhänglichkeit. Trotzdem lasse sie sich im Gegensatz zu sonst nur ungern anfassen. Kurzum, sie wirke total überdreht und mache mit ihrer Hysterie die ganze Familie - und selbst ihre Mutter Julia - langsam mit meschugge. Nur beim Spazieren gehen benehme sie sich normal.

Da auch Bienchens Gesäuge trotz des Milcheinschusses nirgendwo Verhärtungen aufwies, erhielt die Hundebesitzerin auf Grund der von ihr geschilderten Beobachtungen ein Tütchen mit Asa foetida D4-Tabletten und die Anweisung, der kleinen Hündin hiervon 3 mal täglich 1 Tablette zu verabreichen. Nach einer guten Woche teilte sie mir telefonisch mit, dass Bienchens Gemütszustand sich bereits nach wenigen Tagen erheblich gebessert habe und die abnorme Milchbildung deutlich zurückgegangen sei.

Ausschnitte aus dem Arzneimittelbild von **Pulsatilla pratensis** (Wiesenküchenschelle)

- *Rakow, B. (Nr.22, S. 74):*

  Pulsatilla gibt man, wenn das Gesäuge deutlich ausgebildet ist, aber nicht verhärtet oder gestaut ... und wenn die Hündin in dieser Zeit besonders anschmiegsam und liebebedürftig ist. Man erreicht damit einen schnelleren Ablauf der physiologischen, hormonellen Vorgänge und damit eine Abkürzung der Scheinträchtigkeitsphase

- *Westerhuis, A.J. (Nr.28, S. 89):*

  In der Scheinträchtigkeit erzeugt die Hündin so viel Milch, daß sie leicht als Amme einen Wurf versorgen könnte. Die Milchdrüsen sind dementsprechend stark geschwollen. Der Pulsatilla-Hund ist während der Zeit der Scheinträchtigkeit im Haus außerordentlich träge, schläft den ganzen Tag. Im Freien ist es, als ob gar nichts los wäre

Ausschnitte aus dem Arzneimittelbild von **Asa foetida** (Stinkasant)

* *Mezger, J. (Nr.19, Bd.I, S. 256):*

  Schwellung der Brüste mit Milchabsonderung
  Milchsekretion bei Hysterischen

* *Westerhuis, A.H. (Nr.28, S. 226):*

  Asa foetida ist angezeigt, wenn der scheinträchtige Hund sehr
  unruhig ist, winselt und jault, übertrieben mit dem Nestbau
  beschäftigt ist und allerlei Dinge (Pantoffel usw.) als Welpen
  adoptiert. Der Hund läuft den ganzen Tag um den Besitzer herum,
  wirkt hysterisch...
  Besserung tritt im Freien an der frischen Luft auf
  Der Hund läßt sich nicht gern anfassen

Fallbeispiel Nr.43

Trulla, die „Rabenmutter"

Die etwa drei Jahre alte Katze habe, laut Angabe ihrer Besitzerin, gestern fünf Junge zur Welt gebracht. Der letzte Welpe sei bereits bei seiner Geburt tot gewesen. Um die vier lebenden Welpen habe Trulla sich von Anfang an nicht gekümmert. Statt dessen treibe sich die Rabenmutter stundenlang draußen herum. Eine Nachbarin, welche eine Katzenzucht betreibe, habe ihr Katzenaufzucht-Milchpulver gegeben, so dass die Winzlinge wenigstens mit dem Fläschchen gefüttert werden konnten. Das klappe ganz gut, sei aber sehr zeitaufwendig und mühselig.

Auf mein Nachfragen hin erfuhr ich, dass „Trulla", welche durch eine kleine Öffnung in der Balkontür jederzeit ins Freie gelangen kann, zu Hause nur vier Nachgeburten abgesetzt habe, seit der Geburt weniger lebhaft sei und auch deutlich weniger fresse.

Zunächst wurde die Katze von mir untersucht: Ihre Körperinnentemperatur war leicht erhöht. Bei der Bauchpalpation ließ sich im Gebärmutterbereich zwar kein weiterer Welpe, wohl aber ein länglicher Wulst ertasten (ein Hinweis, dass die letzte Nachgeburt immer noch nicht ausgestoßen wurde). Außerdem bestand ein geringgradiger blutiger Vaginalausfluss. Das Gesäuge hatte jedoch genügend Milch und war überall weich.

Wegen der Nachgeburtsverhaltung verabreichte ich Trulla eine Gabe Sabina D6. Außerdem wurden ihrer Besitzerin zwei kleine Tütchen ausgehändigt. Während das eine noch weitere Sabina D6-Tabletten enthielt (von welchen die Katze stündlich eine erhalten sollte), befanden sich in dem anderen Tütchen drei Sepia D30-Tabletten. Die erste dieser drei Tabletten sollte Trulla am Abend gegeben werden, falls sie sich (trotz des vermutlich zwischenzeitlich erfolgten Nachgeburtabganges) zu diesem Zeitpunkt immer noch nicht um ihre Welpen kümmere.

Am nächsten Morgen erfuhr ich, dass bereits kurz nach dem Praxisbesuch die Katze ein paar mal tüchtig gepresst und die Nachgeburt ausgestoßen habe. Direkt danach sei sie durch die Balkontür abgehauen und erst irgendwann am späten Abend wiedergekommen. Heute früh - so die Katzenbesitzerin - sei ihr Trulla ebenfalls wieder entwischt! Doch wenn sie das nächste Mal nach Hause käme, dann würde sie aufpassen, rasch ein Schränkchen vor die Balkontüröffnung schieben und der Rabenmutter endlich - wie vereinbart - die erste Sepia-Tablette einverleiben. Obwohl sich die Katze sichtlich wohler fühle und ihren Napf gestern Abend erstmals wieder ganz leer gefressen habe, verhalte sie sich ihren Welpen gegenüber nämlich nach wie vor völlig gleichgültig.

Am frühen Abend des nächsten Tages erhielt ich den Anruf mit der Mitteilung, dass Trulla, nachdem sie gestern ihre Sepia-Tablette erhalten habe - zur Freude aller - nunmehr ein ganz normales Mutterverhalten zeige! Sie habe sich wie selbstverständlich zu den Welpen in den großen Katzenkorb gelegt, putze ihre Kleinen liebevoll, während diese wohlig schmatzend an ihren Zitzen hängen, und habe den ganzen Tag über nicht das mindeste Verlangen gezeigt, wegzulaufen.

Ausschnitte aus dem Arzneimittelbild von **Sabina** (Sadebaum)
(siehe auch Fallbeispiel Nr.31)

- *Rakow, B. (Nr.23, S. 64):*

  Sabina findet bei beginnender Gebärmutterentzündung und Verbleiben von Nachgeburtsteilen in der Gebärmutter nach der Geburt-
  Anwendung
  Fördert die Abtreibung des auszustoßenden Gewebes

Ausschnitte aus dem Arzneimittelbild von **Sepia succus** (Tintenfisch)

- *Barthel, H. (Nr.1, S. 374 u.375):*
  Abneigung gegen Familienmitglieder
  Versucht, der Familie zu entfliehen
  Gleichgültig gegen seine Familie, geliebte Personen, ihre Kinder

- *King, G. (Nr. 15, S. 210):*
  Sepia kann hilfreich sein bei Muttertieren, die ihren Nachwuchs
  nicht annehmen oder sich nicht darum kümmern

Fallbeispiel Nr.44

Folgen einer neuen Wohnzimmereinrichtung

Die Familie M. besaß einen kleinen temperamentvollen aber recht scheuen Kater namens „Hannibal". Er wurde nur in der Wohnung gehalten, schien mit seiner Umwelt höchst zufrieden und war absolut stubenrein. Nur wenn Fremde zu Besuch kamen, wirkte er angespannt und nervös.

Kurz vor Weihnachten trat jedoch etwas ein, das ihn völlig verstörte: Das große, langgestreckte Wohnzimmer wurde bis auf Teppich und Fernseher leer geräumt und einen Tag später mit völlig neuen Möbeln bestückt. Plötzlich war es mit der Stubenreinheit des Katers vorbei! Zum Leidwesen seiner Besitzer begann er, bei seinem eiligen Durchqueren dieses Raumes, in welchem er sich gar nicht mehr wohl zu fühlen schien, an allen möglichen Stellen kleine Durchfall-Kleckse zu hinterlassen. In den anderen Räumen blieb er hingegen weiterhin sauber. Die Folge seines neuartigen Verhaltens war, dass der verärgerte Hausherr, nachdem er unglücklicherweise in solch ein frisches, stinkendes Etwas getreten war, die gesamte Familie zusammentrommelte und rigoros erklärte: „Ich habe Eurem Katzenwunsch nur zugestimmt unter der Voraussetzung, dass das betreffende Tier stubenrein ist! *Diese* Schweinerei mache ich nicht mit! Entweder die Katze kommt nicht mehr in das Wohnzimmer oder sie kommt aus dem Haus!" Das war jedoch leichter gesagt als getan, da dieser Raum zwischen Küche und Kinderzimmer gelegen war.

Da die ganze vorweihnachtliche Stimmung in Gefahr schien, rief Frau M. mich an und schilderte bedrückt, was sich zugetragen hatte.

Ich fragte sie noch ein wenig genauer aus und konnte mir nach ihrer anschaulichen Beschreibung des neuen Wohnzimmermobiliars durchaus vorstellen, dass für den kleinen Vierbeiner von dem dunklen, fast bis zur Decke reichenden ebenholzfarbenen Einbauschrank und der ungewohnt wuchtigen, schwarzledernen Club-Garnitur eine unmittelbare Bedrohung auszugehen schien. Vermutlich wurde der Kater bei seinem Versuch, diesen für ihn so unheimlichen Raum möglichst schnell zu durchqueren, von einem derart mulmigen Gefühl erfüllt, dass dieses Mulmig-Sein sich unmittelbar auf seine Darm-Peristaltik auswirkte und er vor lauter Aufregung sein Katzenklo nicht mehr rechtzeitig erreichen konnte.

Durch eine Gabe Argentum nitricum C30 wurde Hannibal von seiner Möbel-Phobie befreit! Er wurde sofort wieder stubenrein, so dass sich alle miteinander, einschließlich des wieder versöhnlich gestimmten Hausherrn, eines ungetrübten Weihnachtsfestes erfreuen konnten.

Ausschnitte aus dem Arzneimittelbild von **Argentum nitricum** (Silbernitrat, Höllenstein)

* *Dorcsi, M. (Nr.8, S. 158):*

  Erwartungsangst
  Angst vor Prüfungen, Rendezvous, engen Räumen, Kirchen, Theater, Plätzen, Straßen, glaubt, daß die Häuser zusammenfallen könnten, Stiegenhaus, Hochhaus, hohen Brücken, engen Pfaden....
  menschenscheu

* *Köhler, G. (Nr.17, Bd.II, S.173):*

  Hastige, ungeduldige Menschen mit phobischen Ängsten

* *Mezger, J. (Nr.19, Bd.I, S. 217):*

  Durchfall bei allen Aufregungen oder in Erwartung bevorstehender Ereignisse

* *Rakow, B. u. M.(Nr.21, S. 21):*
  Angst vor allem Neuen
  Durchfall aus Angst

Fallbeispiel Nr.45

Durch Frust bedingtes Leckgranulom

Die kleine Pudelhündin hat seit längerem eine schlimme Stelle oberhalb der rechten Pfote, welche sich eigenartigerweise am Wochenanfang immer deutlich bessert, um sich dann wieder rapide zu verschlechtern.

Durch Nachfragen erfuhr ich, dass die ganz auf ihr Frauchen fixierte Hündin seit einigen Wochen jeden Mittwochnachmittag alleine zu Hause ist, da die Hundebesitzerin für diese Stunden eine Aushilfstätigkeit angenommen hat. Wenn die Pudelbesitzerin des abends von der Arbeit nach Hause kommt, ist die kranke Hautpartie immer patschnass! Offenbar beleckt „Asta" während der Abwesenheit des geliebten Frauchens ihren Vorderlauf ausdauernd. An den anderen Wochentagen kümmert sich die Hündin so gut wie kaum um ihre Pfote. Zuerst - so Astas Frauchen - seien an der betreffenden Stelle nur die Haare ausgegangen, dann habe sich dort eine nässende Hautveränderung entwickelt. Aber jetzt sei dort so etwas wie wildes Fleisch entstanden. Da habe sie es mit der Angst zu tun bekommen und beschlossen, einen Tierarzt aufzusuchen.

Offenbar hilft dieses nervöse, von der Pudelbesitzerin gut beschriebene und bei manchen Tierarten hin und wieder zu beobachtende Verhalten, innere Spannungen wie Heimweh und dergleichen abzubauen. Ganz ähnlich dem Daumenlutschen oder Nägelkauen der Kinder! Leider hat das permanente Lecken der Tiere an ein und derselben Stelle zur Folge, dass sich die Haut durch den ständigen Reiz entzündet, die Haare ausgehen und sich schließlich an der irritierten Stelle ein mehr oder minder großes nässendes Ekzem (Leckekzem) oder sogar wildes Fleisch (Leckgranulom) bildet.

Ignatia C30 war in der Lage, das Verhalten der Pudelhündin schlagartig zu ändern, worauf das Leckgranulom und die übrigen Hautveränderungen sehr bald verschwanden.

Ausschnitte aus dem Arzneimittelbild von **Ignatia amara**
(Ignatiusbohne)

- *Barthel, H. (Nr.1, S.202):*

  Beschwerden von Erwartungsspannung,
  von Heimweh

- *Westerhuis, A.H. (Nr.28, S.74 u.129):*

  Bei Leckgranulom sind Hyoscyamus und die wichtigsten Mittel ...
  Bei Ignatia finden wir ein Schulbeispiel einer sekundären Hauterkran-
  kung, das heißt einer Erkrankung, die dadurch entsteht, daß der
  Hund sich aus psychischen Gründen zu lecken und zu beißen
  beginnt.
  Durch das Knabbern an den Pfoten ... können Leckgranulome entstehen, die mit den regulären Behandlungsmethoden nicht heilen,
  weil sie nicht auf die Ursache zielen.
  Mit Ignatia verschwinden sie nicht selten wie Tau in der Morgen-
  sonne.

Fallbeispiel Nr.46

Eifersucht innerhalb einer Katzenfamilie

Bei den beiden Patienten, um die es in diesem Fall geht, handelte es sich um eine 9 ½ jährige Katze mit dem klangvollen Namen „Anuschka" und um ihre 8 Jahre alte Tochter namens „Mieze".

Die achtjährige Mieze bewohnte mit ihrer Wurfschwester Mathilde Zeit ihres Lebens ein von den Wohnräumen des Hauses völlig getrenntes Katzenzimmer. Die Mutterkatze Anuschka hingegen hatte ihr Domizil im eigentlichen Wohntrakt, konnte sich dort völlig frei bewegen und sich somit des ständigen Kontaktes zu der Dame des Hauses erfreuen. Da sich die beiden Wurfgeschwister wunderbar vertrugen und sich gegenseitig sehr liebten, lebten alle Beteiligten über Jahre hinweg glücklich und zufrieden dahin, bis Mathilde erkrankte und wegen einer abdominalen Krebsgeschwulst eingeschläfert werden musste.

Seitdem bot Mieze ein bedauernswertes Bild. Sie trauerte still vor sich hin, fraß lustlos oder gar nicht und fing an, unsauber zu werden und kleckerweise Urin und auch Kot mitten ins Zimmer zu machen. Offensichtlich hatte sie große Sehnsucht nach ihrer Schwester und litt unter ihrem völligen Alleinsein. Damit sie wieder Gesellschaft habe und in der Hoffnung, dass ihr gestörtes Verhalten sich wieder schnell normalisieren würde, beschloss die Dame des Hauses, dass Mieze nunmehr mit Anuschka den großen Wohntrakt bewohnen dürfe. Doch hatte sie bei ihren fürsorglichen Überlegungen weder an die Gemütslage noch an die möglichen Reaktionen des Muttertieres gedacht!

Als Mieze erstmals ins Wohnzimmer gelassen wurde und schnurrend um die Beine ihrer Besitzerin strich, sauste Anuschka wie eine Furie eifersüchtig dazwischen und schlug, erstaunliche Kräfte entwickelnd, so lange fauchend auf ihre Tochter ein, bis diese fluchtartig das Zimmer verließ und in einen Nebenraum rannte. Dieses Verhaltensmuster wiederholte sich immer wieder. Jedes Mal, wenn Mieze sich zaghaft der Katzenbesitzerin näherte oder wenn sie in freundlicher Absicht auf Anuschka zuging, wurde sie von dieser wütend zurückgewiesen und mit kräftigen „Prankenhieben" regelrecht aus dem betreffenden Zimmer vertrieben.

Dadurch wurde Mieze nun völlig verunsichert. Sie wirkte noch bedrückter, verkroch sich, fraß nach wie vor kaum und reagierte zudem plötzlich äußerst schreckhaft auf das Läuten des Telefons oder der Türklingel. Selbst kleinste Geräusche ließen sie verstört zusammenzucken. An ihrer Stubenunsauberkeit änderte sich natürlich nichts.

Wenn Anuschka jedoch kurzfristig ausgesperrt wurde und Mieze begriff, dass sie mit ihrer Besitzerin alleine war, wandelte sich ihr Verhalten schlagartig. Dann wurde sie vergnügt, fing sogar an zu spielen und zeigte ihre Schmusebereitschaft. Wurde sie aber von der Dame des Hauses liebevoll auf den Arm genommen und gestreichelt, geriet sie sofort in eine Art Panik und versuchte sich mit allen Mitteln aus ihren Armen zu befreien. Anschließend entzog sie sich erneuten liebevollen Zuwendungen dieser Art durch die vorübergehende Wahrung eines gewissen Sicherheitsabstandes. Die Mutterkatze hingegen verhielt sich in derartigen Situationen völlig anders. Sie drängte sich förmlich auf den Schoß der Besitzerin, genoss es rundherum gekrault zu werden und wurde nur dann unmutig oder ärgerlich, wenn sie diesen Platz aufgeben musste, was sie nicht selten durch ein wütendes Sich-Festkrallen zu verhindern suchte. So weit der Vorbericht.

Auf Grund des gesamten Vorberichtes und in Anbetracht der unterschiedlichen Verhaltensweisen dieser beiden Katzen ließ ich Mieze 3 Tage lang einmal täglich 1 Tablette Ignatia D30 und ihrer Mutter Anuschka mehrere Tage einmal täglich 1 Tablette Hyoscyamus in der D12 verabreichen.

Zwölf Tage später suchte mich die Tierbesitzerin in der Praxis auf und berichtete, dass das Verhalten beider Katzen sich bereits wenige Tage nach Behandlungsbeginn erstaunlicherweise völlig gewandelt habe. Anuschka, die Mutterkatze, habe nämlich sehr bald angefangen, die Anwesenheit ihrer Tochter im Wohnzimmer zu dulden, was sich wiederum (vielleicht hätten ja auch Miezens Tabletten das ihrige dazu beigetragen) sehr positiv auf diese ausgewirkt habe. Inzwischen schienen sich beide Katzen ganz gut zu vertragen. Sie lägen sogar manchmal gemeinsam auf dem Sofa, die eine in der linken, die andere in der rechten Ecke.

Überdies sei Mieze fast schlagartig wieder stubenrein geworden, ließe sich jetzt ohne weiteres auf den Arm nehmen und käme sogar auf den Schoß gesprungen, um sich streicheln zu lassen. Wenn sich jedoch Anuschka, welche immer noch ein wenig eifersüchtig sei, hinzudränge, würde sie dieser ohne weiteres ihren Platz überlassen und sich in aller Ruhe woanders hinlegen.

Welche Symptome und Verhaltensweisen (von Menschen auf Tiere umgesetzt) ließen mich bezüglich Mieze an Ignatia und bezüglich Anuschka an Hyoscyamus denken?

Ausschnitte aus dem Arzneimittelbild von **Ignatia amara**
(Ignatiusbohne)
(siehe auch die Fallbeispiele Nr.41 u. Nr.45)

- *Barthel, H. (Nr.1, S. 202-203):*

  Trost und freundliche Worte verschlechtern

- *Clarke, J.H. (Nr.5, Bd.IV, S. 2340-2345):*

  Ignatia deckt viele Folgen von Kummer ab, besonders wenn er kurz zurückliegt
  (Natrium muriaticum ist das chronische Ignatia)
  Ignatia wirkt schnell und seine Wirkungsdauer ist nach *Hahnemann* kurz

- *Farrington, H. (Nr.10, S. 290-294):*

  Folgen von Kummer, Schreck, Sorgen, enttäuschter Liebe
  Schneller Wechsel von widersprüchlichen geistigen Zuständen
  Spaß und Fröhlichkeit schlagen plötzlich um in Kummer
  Abneigung gegen Trost
  Furcht, Empfindsamkeit auf äußere Eindrücke
  Der Patient fährt bei jedem Geräusch auf

- *Mezger, J. (Nr.19, Bd.I, S. 769-771):*

Typisch für Ignatia ist, daß der Gemütszustand außerordentlich stark
in Mitleidenschaft gezogen wird
Neigung zu Melancholie und stillem Kummer, kann über unglück
liche Erlebnisse und Kränkungen nicht hinwegkommen
Auffallender und plötzlicher Wechsel der Stimmung zwischen den
äußersten Gegensätzen: eben noch vergnügt und lachend, dann
plötzlich weinend oder ärgerlich.
Jede Anstrengung und Aufregung ruft eine Verschlimmerung hervor
Die seelischen Symptome sind gefolgt von funktionellen Störungen
Ungemein schreckhaft, Geräusch ist ihm unerträglich

- *Westerhuis, A.H. (Nr.28, S. 74-76):*

Ebenfalls typisch für Ignatia ist, dass die Symptome plötzlich,
unerwartet und in massiver Form auftreten, oder dass sie einander
abwechseln. Der Ignatia-Hund kann urplötzlich und ohne Anlaß
hysterisch zu jaulen beginnen, wenn man ihn einfach hochhebt
Ursachen für Ignatia-Verhalten können sein: verdrängter Ärger,
Kummer, Heimweh, Strafe usw.
Der Ignatia-Typ verträgt keinen Trost; er reagiert darauf nicht mit
Aggression, sondern zieht sich zurück

Ausschnitte aus dem Arzneimittelbild von **Hyoscyamus niger**
(Schwarzes Bilsenkraut)
(siehe auch Fallbeispiel Nr.45)

- *Barthel, H. (Nr.1, S. 199):*

  Eifersucht
  Neigung zum Schlagen
  Streitsüchtig

- *Mezger, J. (Nr.19, Bd.I, S. 756-757):*

  Argwohn und Eifersucht
  Schlägt um sich und beißt, angriffslustig
  Höchst wütend, in der Wut äußert er unbändige Kräfte

- *Wolff, H.G. (Nr.29, S. 258):*

  Gut gezogene Hunde bekommen plötzlich einen stieren Blick, das
  Augenweiß rötet sich, und von einem Augenblick zum anderen fallen
  sie entweder andere Hunde an oder aber auch ihren Pfleger
  Diese anfallsweise auftretenden Zustände komplizieren naturgemäß
  das Zusammenleben mit dem Menschen oder anderen Haustieren
  sehr und werden zu einem Problem, indem man dieses Tier ständig
  unter Aufsicht halten oder abgesondert unterbringen muss

Trotz dieser Übereinstimmungen war ich mir bei der Arzneimittelfindung keineswegs sicher, tatsächlich die am besten passenden Mittel
gefunden zu haben. Umso mehr freute ich mich über die positive
Wandlung, die Ignatia (das zweite große Kummermittel neben Natrium
muriaticum) und Hyoscyamus (das zweite große Eifersuchtsmittel neben
Lachesis) hinsichtlich der Verhaltensweise beider Katzen bewirkt hatten.

Fallbeispiel Nr.47

Milderung des Todeskampfes durch Carbo vegetabilis

Während eines Notdienstes wurde mir zur frühen Morgenstunde ein 16-jähriger Pudel, welcher laut Vorbericht schon längere Zeit herzkrank war, von seinem besorgten Herrchen in die Praxis gebracht.

Das Tier zeigte alle Anzeichen eines akuten Lungenödems: Hochgradige Atemnot, blass-zyanotische Schleimhäute und eiskalte Extremitäten. Die Atmung war auch ohne Phonendoskop hörbar brodelnd, in den Lefzenwinkeln hatte sich schaumiges rötliches Sputum angesammelt und seine Blicke verrieten Todesangst! Da der kleine Pudel offenbar nur noch im Stehen mit weit nach vorne gestrecktem Hals Luft zu bekommen schien und die Prognose in dieser fortgeschrittenen Krankheitsphase bei einem so alten Tier infaust war, riet ich zum sofortigen schmerzlosen Einschläfern des Tieres in Vollnarkose. Eine Behandlung zu versuchen, schien mir unverantwortlich. Hinzu kam, dass mir einige Jahre zuvor ein Dackel, zu welchem ich des nachts gerufen worden war, noch bei vollem Bewusstsein vor dem Wirkungseintritt der sofort gesetzten Narkose-Injektion qualvoll erstickt war. Die Besitzer des Tieres hatten mich damals - den immer kritischer werdenden Zustand ihres Hundes als Laien nicht erkennend - viel zu spät benachrichtigt. Die angstvollen Blicke des sterbenden Hundes verfolgen mich heute noch! Auch hier vermochte das Tier, als ich eine halbe Stunde nach dem nächtlichen Anruf eintraf, mit angstvoll aufgerissenen Augen und weit nach vorne gestrecktem Hals nur noch im Stehen zu atmen. Ein Zeichen, dass der größte Teil der Lungenalveolen bereits mit Flüssigkeit gefüllt war, so dass das arme Tier jämmerlich in seinem eigenen Saft erstickte. Dieses Schicksal wollte ich dem alten Pudel ersparen.

Doch „Schnuppis" Herrchen winkte ab. Er habe seiner schwerkranken, bettlägerigen Frau versprechen müssen, das Tier - so ihm nicht mehr zu helfen sei - vor dem Einschläfern noch einmal kurz nach Hause zu bringen, damit sie sich in Ruhe von ihrem geliebten Vierbeiner verabschieden könne. Ich versuchte ihm klar zu machen, dass hierfür keine

Zeit mehr sei! Da er aber von seinem Vorhaben nicht abzubringen war, verabreichte ich dem Pudel vor der Abfahrt noch schnell eine Carbo vegetabilis C30-Injektion, nicht ohne den Besitzer noch einmal darauf hingewiesen zu haben, dass sein Hund sich bereits jetzt sehr quäle und noch während der Heimfahrt während eines kurzen, unter Umständen schlimmen Todeskampfes ersticken könne. Dann half ich ihm, das Hundekörbchen mit dem kleinen Patienten vorsichtig unten vor den Beifahrersitz zu stellen und schaute dem wegfahrenden Wagen mit äußerst unguten Gefühlen nach.

Etwa eine Stunde später meldete sich Schnuppis Herrchen per Telefon: „Sie haben recht gehabt, Frau Doktor, unser Pudel ist noch während der Heimfahrt gestorben. Meine Frau ist aber, Gott sei Dank, recht gefasst! Ich weiß nicht, was Sie dem Hündchen vor der Abfahrt injiziert haben. Aber kurz nach der Wegfahrt - ich bin sehr langsam gefahren, um das Tier ständig beobachten zu können - hörte das schreckliche nach Luft-Ringen auf. Schnuppi legte sich zum ersten Mal wieder hin, schaute mich noch einmal groß an und ist dann ohne jeden Todeskampf ganz ruhig und sanft, kurz bevor ich unser Zuhause erreichte, für immer einge-schlafen. Sein so friedlicher Tod tröstet meine Frau und mich, bei allem Kummer, doch sehr!"

Ausschnitte aus dem Arzneimittelbild von **Carbo vegetabilis**
(Holzkohle)
(siehe auch Fallbeispiel Nr.16)

- *Charette, G. (Nr.4, S. 150):*

   Carbo vegetabilis ist das Heilmittel der Agonie, es mildert den Todeskampf, wenn die Lebenskraft erschöpft ist

Fallbeispiel Nr.48

Augen -Tic einer Sprechstundenhilfe

Als meine vier Sprechstundenhilfen und ich wieder einmal eine gemütliche Praxis-Pause machten, erfuhr ich zufällig bei Kaffee und Kuchen, dass „Sabine", so hieß eine dieser langjährigen Mitarbeiterinnen, einen seit drei Wochen bestehenden „Augen-Tic" habe.

Auf mein Befragen hin berichtete sie mir zunächst, dass ihr linkes Oberlid in größeren oder auch in kleineren Abständen immer wieder so seltsam zucke, was sie sehr irritiere.

Was tut man, wenn man mit einem solchen Symptom nichts anfangen kann? Man nimmt eines der großen homöopathischen Repertorien, schlägt das Kapitel „Augen" auf und sucht nach dem Stichwort „Lider-Zucken". Als ich dieses Zucken noch ein wenig präziser beschrieben haben wollte, korrigierte sich meine Sprechstundenhilfe dahingehend, dass es eigentlich kein richtiges Zucken, sondern mehr ein leichtes Zittern sei, welches sie in ihrem Oberlid verspüren würde.

Und siehe da, welch eine Überraschung! Da fanden wir doch tatsächlich im Kent`schen Repertorium von *Keller v., G. und Künzli v. Fimmelsberg* unter der Rubrik „Zittern" und der mittelgroßen Unterrubrik „Lider" eine nur drei Mittel enthaltende und für unsere Arzneimittelfindung daher besonders wichtige Spalte!

<table>
<tr><td>

Keller v., G. und Künzli v. Fimmelsberg (Nr.13)

unter "Augen"
Bd.III (S.32): Zittern:
       Lider: (mittelgroße Rubrik)
       linkes Oberlid (**3 Mittel**)
       Arum triphyllum, Berberis und *Crocus.*

</td></tr>
</table>

Eigenartigerweise habe ich beim Studium der mir zur Verfügung stehenden Arzneimittellehren im Arzneimittelbild von Arum triphyllum, der Zehrwurzel, diese Augensymptomatik nirgends erwähnt gefunden.

Weil diese kleine Rubrik dem Augensymptom meiner Sprechstundenhilfe so haargenau entsprach und keine auslösende Veranlassung für das
plötzlich Auftreten dieser eigenartigen Beschwerde zu ermitteln war, verordnete ich ihr also im Vertrauen auf den unseren großen Repertorien
zugrunde liegenden homöopathischen Erfahrungsschatz das durch den
Fettdruck besonders hervorgehobene Mittel Arum triphyllum in der
D12, ein Mittel, welches mir bis dahin nur im Zusammenhang mit
Heiserkeit bekannt war.

Zwei Tage später war meine Sprechstundenhilfe von ihrem Augen-Tic
befreit! Daran änderte auch ein nach einigen Wochen auftretender
kleiner Rückfall nichts. Denn nach mehreren Gaben des gleichen Mittels
in der gleichen Potenz verschwand das Lidzittern aufs Neue und ist bis
heute nicht mehr aufgetreten.

Woher ich das so genau weiß?

Die Sprechstundenhilfe Sabine, welche bei mir ihre Tierarzthelferinnen-
Lehre absolvierte, anschließend noch einige Jahre als Tierarzthelferin in
meiner Praxis arbeitete und meinen ganzen „homöopathischen Werde-
gang" miterlebte, hat 1990 angefangen, Veterinärmedizin zu studieren
und ist inzwischen selbst als Tierärztin tätig.

Da sie momentan als Assistentin in einer nahe gelegenen Kleintierpraxis
tätig ist, besucht sie mich hin und wieder zu einem Plauderstündchen.
Ihr jetziger Chef, so meinte sie letztes Mal mit leisem Bedauern, halte
leider nicht viel von der Homöopathie. Wenn sie aber später einmal eine
eigene Praxis habe, werde sie natürlich versuchen, ebenfalls möglichst
viele ihrer Patienten homöopathisch zu behandeln!

Fallbeispiel Nr.49

Folgen einer Durchnässung

An einem Spätsommertag wurde ich von einer alten Dame angerufen, welche mir mitteilte, dass ihre dreizehnjährige Collie-Hündin sich seit dem frühen Morgen nicht mehr erheben könne und plötzlich alles unter sich gehen ließe. Da sie auf der ersten Etage wohne und nicht in der Lage sei, das schwergewichtige Tier die Treppe herunter und wieder herauf zu tragen - bis gestern habe der Hündin das Treppenlaufen überhaupt nichts ausgemacht - müsse das Tier vermutlich eingeschläfert werden.

Als ich das Wohnzimmer betrat, versuchte die Hündin mühsam aufzustehen, sackte jedoch sofort wieder unter Stöhnen zusammen, wobei sich ein schleimig-trüber Urinschwall auf den Teppich ergoss. Die Untersuchung der viel zu korpulenten, auf dem uringetränkten Teppichboden liegenden Hündin gestaltete sich natürlich äußerst schwierig. Immerhin reagierte sie, als ich auf ihre Lenden- und Nackenmuskulatur drückte, mit lautem Aufjaulen. Ihre Atmung war leicht verschärft. Die Perkussion der Lungenfelder löste sofort kurze, trockene Hustenstöße aus. Die rektal gemessene Körperinnentemperatur betrug 39,8 Grad C (der physiologische Wert liegt zwischen 38 und 39 Grad C). Außerdem ließ ein an Ort und Stelle durchgeführter Urin-Schnelltest auf eine Entzündung der harnableitenden Wege schließen.

Auf meine gezielten Fragen hin berichtete die Tierbesitzerin, dass sie am Vortage mit der Hündin wie immer „Gassi" gegangen sei. Unterwegs seien sie jedoch von einem kurzen, heftigen Regen überrascht worden. Dabei sei der Hund durch und durch nass geworden. Anschließend sei sie noch rasch in das am Weg liegende Einkaufszentrum gegangen, um frische Brötchen, Kaffee und Obst zu holen. Leider habe sie an der Kasse ziemlich lange warten müssen. Der Collie habe derweil angeleint draußen vor der Ladentür gesessen. Auf dem Heimweg sei plötzlich ein sehr kühler Wind aufgekommen. Da ihr Föhn seit kurzem nicht mehr in Ordnung sei, habe sie - zu Hause angelangt - das Tier diesmal nur tüchtig mit einem Frottierhandtuch abrubbeln können, um das lange Fell wenigstens oberflächlich zu trocknen. Soweit der Vorbericht.

Was tun? Meine klinische Diagnose lautete: Fieberhafte, mit Myalgie, Bronchitis und Blasenreizung einhergehende Erkältung. Diese Aussagen würden für eine allopathische Arzneimittelwahl (Antibiotikum u.U. in Verbindung mit einem leichten Analgetikum) durchaus genügen. Für eine homöopathische Arzneimittelfindung bot dieser Fall jedoch so gut wie keine Anhaltspunkte. Die vorhandenen Symptome waren allesamt pathognomonischer Art und nicht dazu angetan, den Krankheitsfall in irgendeiner Weise zu individualisieren. Nur der zu den akuten Beschwerden führende Anlass war klar und deutlich im Vorbericht erschienen!

Die positive Einschätzung der Hundebesitzerin zur Homöopathie war mir bekannt. Da sie in meiner Nähe wohnte und ich somit in der Lage war, notfalls unverzüglich zusätzliche konventionelle therapeutische Maßnahmen zu ergreifen, fühlte ich mich berechtigt, lediglich auf Grund der so eindeutigen Causa in diesem Fall den sanfteren homöopathischen Behandlungsweg einzuschlagen.

Offensichtlich waren sämtliche Krankheitssymptome lediglich die Folgen der feuchten Kälte, welcher die Hündin am Vortage ausgesetzt gewesen war. Inwieweit der Witterungswechsel von warm zu kalt noch eine gewisse Rolle gespielt haben mag, möchte ich dahingestellt sein lassen. Durchnässung mit Kälteeinwirkung ohne zuvor erhitzt zu sein oder sich in irgendeiner Weise körperlich angestrengt zu haben! Das war (man vergleiche den vorliegenden Fall mit dem Fallbeispiel Nr.10) mit Sicherheit die eigentliche Idee *dieses* Krankheitsfalles, der rote Faden, der mich unmittelbar zu der Arznei führte, welche in ihrem Arzneimittelbild die ätiologische Spezifität „Folgen von feuchter Kälte" hat und außerdem noch eine besondere Organbezogenheit zu Muskeln, Bronchien und Blase aufweist: Zu Dulcamara!

Die Hündin erhielt daraufhin Dulcamara und ich konnte voller Freude erleben, wie sie bereits am nächsten Tag wieder in der Lage war, ohne jede Hilfe nach unten in den Garten zu gehen. Ihr Husten war verschwunden und auch die Harnwerte normalisierten sich rasch.

180

Ausschnitte aus dem Arzneimittelbild von **Dulcamara** (Bittersüß)

* *King, G. (Nr.15, S. 125-126):*
  Eine besondere Beziehung besteht zu Harnapparat, Respirations-
  organen und Muskelgewebe
  Wahlanzeigend für die Anwendung von Dulcamara ist die der Erkran-
  kung zugrundeliegende Causa. So treten die Beschwerden nach der
  Einwirkung von feuchter Kälte auf. Hierzu gehört z.B. nasskalte
  Witterung, aber auch kalte, feuchte Ställe oder Durchnässung mit
  kaltem Wasser

* *Mezger, J. (Nr.19, Bd.I, S. 614-618):*

  Folge von Kälte und nasskalter Witterung, von Durchnässung
  bei plötzlichem Wechsel von Wärme zu Kälte
  Durch Sitzen auf kaltem Boden
  Kurzer bellender Husten
  Husten durch nasses, kaltes Wetter hervorgerufen
  Unwillkürlicher Harnabgang
  Harn trüb
  Steifigkeit im Nacken, in den Lenden
  Schmerzen im Kreuz, wie nach langem Bücken
  Rheumatoide Schmerzen in den Gliedern, wie zerschlagen und
  gelähmt

Fallbeispiel Nr.50

Myalgische Beschwerden bei einem alten Boxer-rüden

Diesmal handelte es sich bei dem Patienten um einen zwölf Jahre alten Boxer-Rüden. Als der Rüde eines morgens nicht mehr in der Lage war, sich zu erheben und bei seinen Versuchen aufzustehen, immer wieder unter Stöhnen zusammensackte, wurde ich von seinen erst kürzlich in die Nähe Bonns gezogenen Besitzern um einen Hausbesuch gebeten.

Sie erzählten mir, dass der Boxer eine langsam zunehmende lähmungsartige Schwäche zeige. Nicht selten stünde er mit zitternden Hinterbeinen und hängendem Kopf irgendwo in der Wohnung herum. Sein Gang wirke müde und steif. Auch schliefe er jetzt tagsüber erheblich mehr als früher. Es sei ihm jedoch offensichtlich unangenehm, längere Zeit ruhig auf einer Stelle zu liegen, da er, als ob er mit irgend etwas unzufrieden sei, ständig seine Lage wechsele. Das Aufstehen bereite ihm schon seit einiger Zeit etwas Mühe, aber so wie heute habe er sich noch nie quälen müssen. Da er in den letzten Wochen überdies hin und wieder unkontrolliert Urin und auch Kot verlöre, seien alle Familienmitglieder der Meinung, dass es wohl am besten sei, den Hund nunmehr einschläfern zu lassen.

Auf das Untersuchtwerden reagierte der nach den Angaben seines Frauchens sonst sehr liebe Boxer sehr unwillig und gereizt. Außer einer äußerst starken Druckempfindlichkeit der gesamten Hals-, Rücken- und Lendenmuskulatur waren jedoch keine weiteren akuten Symptome festzustellen. Seine verdickten Kniegelenke deuteten auf eine Arthrosis deformans hin und seine Haut wies an den Augenlidern sowie an den Zehen zahlreiche kleine, harte warzenähnliche Knötchen auf.

Nun folgte wieder das übliche Nachforschen: An dem Tag meiner Untersuchung herrschte ein sonniges Herbstwetter mit einer angenehmen sommerlichen Temperatur. An den ebenfalls warmen Vortagen hatte es jedoch mehrfach geregnet. Auf meine Fragen hin wurde mir berichtet, dass die Kinder nur in den Regenpausen mit dem Hund kurz

spazieren gegangen seien und sich immer in rührender Weise der Gang-
art des alten Tieres anpassen würden. Übrigens ginge dieser Rüde im
Gegensatz zu ihrem anderen Boxer bei mildem regnerischem Wetter
immer gerne mit nach draußen und fühle sich an solchen Tagen merkwürdigerweise nie schlechter, sondern eher auffallend wohler. Eine kurz
vor ihrem Umzug nach Bonn gemachte Röntgenaufnahme der Lenden-
wirbelsäule habe lediglich einige leichte bis mittelgradige Spondylosen-
bildungen aufgezeigt.

Welcher Anlass konnte also die schon früher vorhandenen Muskel-
schmerzen und seine Schwäche so akut verschlimmert haben? Der Rüde
hatte sich weder überanstrengt, noch war er nass geworden. Die feuchte
Luft hatte ihm bisher nie etwas ausgemacht. Im Gegenteil! Einzig der
plötzliche Witterungswechsel von feuchtem zu klarem trockenen Wetter
wäre vielleicht als eine mögliche Causa für die enorme Verschlechterung
im Befinden des Hundes anzusehen. Die klinische Untersuchung ergab
außer den bereits angegebenen Symptomen keinen weiteren besonderen
Befund.

Eines war an dem Boxer jedoch auffallend: Sämtliche chronischen
körperlichen Symptome sowie sein absonderliches Verhalten bei regnerischem Wetter in Verbindung mit einer hochgradigen Reizbarkeit, sobald
man Ungewohntes von ihm forderte, verlangten aus homöopathischer
Sicht förmlich nach Causticum! Bei diesem alten Tier war der Witte-
rungsumschwung offenbar nur eine vordergründige Veranlassung,
welche die für sein Gesamtsymptomenbild verantwortliche konstitutionelle Grundstörung zum Auflodern brachte. In dieser während der
letzten Jahre zunehmenden konstitutionellen Grundstörung schien mir
die eigentliche tiefere Causa für die plötzliche Schwäche und den totalen
Zusammenbruch des Boxer-Rüden zu liegen.

Die Hundebesitzer waren mit einem homöopathischen Behandlungsversuch sofort einverstanden und verabreichten auf meine Anweisung
hin ihrem Rüden regelmäßig 1x täglich 1 Causticum D12-Tablette.
Daraufhin besserte sich der Zustand des alten Boxers in erstaunlicher
Weise und er wurde zur allgemeinen Freude wieder völlig stubenrein.

Erst eineinhalb Jahre später musste ich ihn wegen eines schnellwachsenden Postatacarcinoms einschläfern.

Ausschnitte aus dem Arzneimittelbild von **Causticum Hahnemanni** (Ätzstoff)

- *Kent, J. T. (Nr.14, S. 305-308):*

Causticum ist ein sehr tief wirkendes Medikament. Es passt mehr bei chronischen Krankheiten als bei akuten und hilft bei progressiven Leiden, bei allmählicher Abnahme der Muskelkraft und bei langsam fortschreitenden Lähmungen
Große Mattigkeit, Muskelerschlaffung, Schweregefühl im Körper
Zittern, Rucken und Zucken der Muskeln
Causticum hat sowohl Lähmungen des Detrusor vesicae als auch solche des Sphinkter geheilt
Starke Empfindlichkeit gegen Geräusche und gegen Berührung
Hochgradige Erregbarkeit. Der Patient verliert das seelische Gleichgewicht; alles regt ihn auf
Causticum hilft bei vielen Rückensymptomen. Schmerzen und Steifigkeit
Steifigkeit im Rücken, in den Hüften und den Beinen, so dass sich der Patient nur mit großer Mühe vom Sitzen oder Liegen erheben kann
Die Schmerzen verschlimmern sich bei trockenem Wetter
Die Gelenke sind deformiert
Ein Hauptzug im Causticum-Bild ist die Warzenbildung an verschiedenen Körperteilen. Harte, trockene, hornartige Warzen

- *Mezger, J. (Nr.19, Bd.I, S. 436-441):*

Reizbar und ärgerlich über Kleinigkeiten
Feuchtes Wetter bessert (Diese Modalität bildet eine Folge der Trockenheit des Causticum-Typs)
Dieser Trockenheit entspricht auch die Besserung des Hustens durch einen Schluck Wasser und die Besserung des Befindens bei feuchtem und die Verschlimmerung bei trockenem Wetter
Große Schläfrigkeit am Tage
Blasenschwäche und Blasenlähmung
Unwillkürlicher Harnabgang beim Husten oder Niesen

184

Harn geht so leicht, dass er den Strahl nicht empfindet
Zittern, Kraftlosigkeit und Schwäche der Glieder
Lähmungsartige Schwäche in allen Gliedern
Steifigkeit der Gelenke
Gliederschmerzen schmerzhafter in der Ruhe als bei Bewegung
Gefühl wie zerschlagen überall, kann nicht ruhig liegen; besser bei
Bewegung
Kann die Beine nicht ruhig halten, weiß nicht, wie der Kranke sie
legen soll
Harte, hornartige Warzen

- *Westerhuis, A.H. (Nr.28, S. 125 u. 169):*

Causticum paßt zur Arthrose des alten Hundes
Das Tier leidet an Steifigkeit und das Röntgenfoto zeigt Knochen-
wucherungen
Meist sind die Hunde eher mager und weisen eine gewisse Muskel-
schwäche auf
Die Beschwerden verschlimmern sich vor allem durch trockene Kälte
(Verschlimmerung durch nasse Kälte finden wir bei Arthrose-
Patienten, die zu Dulcamara oder Rhus toxicodendron passen)
Häufig bestehen Lähmungserscheinungen: Hinterhandschwäche,
unwillkürlicher Harnabgang, Kotabgang zum Beispiel bei Husten
Neben Thuja und Acidum nitricum ist Causticum ein wichtiges
homöopathisches Mittel gegen Warzen

Schlussbetrachtung:

Die angeführten Fallbeispiele geben ein deutliches Beispiel, wie wichtig es für die individuelle, homöopathische Arzneimittelfindung ist, sich nach der klinischen Untersuchung des Patienten, auf welche auch Homöopathen nach Möglichkeit nie verzichten sollten, genügend Zeit für eine möglichst genaue Fallaufnahme zu nehmen. Gilt es doch grundsätzlich in jedem einzelnen Fall herauszufinden:

Ist dieser Krankheitsfall überhaupt für eine homöopathische Therapie geeignet oder werden z.B. die vorliegenden Beschwerden durch eine mechanische Ursache oder Behinderung (Luxation, Knochenbruch, Geburtsstörung durch eine allzu große Frucht, Darminvagination, größere Blasensteine, Fremdkörper usw.) *hervorgerufen, welche ein manuelles Vorgehen oder einen chirurgischen Eingriff erfordern?*

Ist der betreffende Krankheitsfall für eine homöopathische Therapie geeignet, ergibt sich sogleich die nächste Frage:

Was ist an dem betreffenden Patienten in irgendeiner Weise auffällig oder absonderlich?

- Wie ist seine Verhaltensweise?

- Durch welche Begleitsymptome oder durch welche Modalitäten unterscheidet sich beispielsweise seine Myalgie oder seine Bronchitis von der Myalgie oder der Bronchitis anderer Patienten?

An oberster Stelle sollte jedoch - wie bei allen homöopathischen Behandlungen - immer wieder die Frage stehen: Welcher vordergründige Anlass oder welche tiefere Causa bewirkte, dass dieses Tier oder dieser Mensch gerade zu diesem Zeitpunkt auf genau diese Weise erkrankte?

- Ist die vorliegende Erkrankung einzig und allein die Folge einer mehr vordergründigen Veranlassung (wie Überanstrengung, Kälteeinwirkung und dergleichen)?

- liegt die Ursache der vorliegende Erkrankung vielleicht gar nicht so sehr auf der körperlichen Ebene, sondern im seelischen Bereich? Sind die krankhaften Symptome u. U. die Folge einer psychischen Verwundung (z.B. eines tief sitzenden Kummers, einer Kränkung oder eines großen Erschreckens)?

- Ist das zunächst akut erscheinende krankhafte Geschehen vielleicht nur das Auflodern einer konstitutionellen Grundstörung und *diese* die eigentlich Causa?
- Oder liegt die Wurzel allen Übels, welche uns unter Umständen unmittelbar zum heilenden Simile führen kann, gar in einer medikamentellen Unterdrückung (z.B. eines Hautausschlages, eines Durchfalls oder einer anderen ausleitenden Maßnahme des Organismus)?

Wie man sieht, gilt es bei jedem einzelnen Patienten - trotz des damit verbundenen Zeitaufwandes - mit geradezu detektivischem Spürsinn die individuellen Besonderheiten oder, wie Dorcsi, M. (Nr.8) zu sagen pflegte, „die eigentliche Idee eines jeden Krankheitsfalles" aufzuspüren. Doch das ist es ja gerade, was jeden einzelnen Fall immer wieder so ungemein interessant macht, was homöopathisch therapierende Ärzte - seien es Tierärzte oder Humanmediziner - immer wieder aufs Neue fordert und verhindert, dass ihre Behandlungen so nach und nach zur reinen Routine werden!

Anhang: Fragen und Antworten

Was ist in der Homöopathie unter den Begriffen „Gesundheit" und „Erkrankung" zu verstehen?

Nach der Definition der Weltgesundheitsorganisation ist unter Gesundheit der Zustand völligen körperlichen, geistigen, seelischen und sozialen Wohlbefindens zu verstehen. Demzufolge ist jedwede Änderung dieses Zustandes als eine Erkrankung zu deuten.

Hahnemann schreibt hierzu in seinem Hauptwerk, dem Organon, (Nr.12, § 9): *„Im gesunden Zustand des Menschen waltet die geistartige, als Dynamis den materiellen Körper (Organism) belebende Lebenskraft (Autocratie) unumschränkt und hält alle seine Theile in bewundernswürdig harmonischem Lebensgange in Gefühlen und Thätigkeiten, so daß unser inwohnender, vernünftiger Geist sich dieses lebendigen, gesunden Werkzeugs frei zu dem höheren Zwecke unsers Daseins bedienen kann."*

Und weiter heißt es sinngemäß in den §§ 11, 12, 16: Wenn der Mensch erkrankt, so ist ursprünglich nur diese geistartige Lebenskraft verstimmt....
Einzig die krankhaft verstimmte Lebenskraft bringt die Krankheiten hervor, so dass die, unseren Sinnen wahrnehmbaren Krankheitsäußerungen zugleich die ganze krankhafte Verstimmung der inneren Dynamis ausdrückt ...
Demnach können Arzneien auch nur durch eine geistartige Wirkung auf die Lebenskraft Gesundheit und Lebensharmonie wieder herstellen ...
Im § 19 des Organon fasst Hahnemann diese Äußerungen noch einmal mit den folgenden Worten zusammen: „Indem nun die *Krankheiten* nichts als *Befindensveränderungen des Gesunden* sind, die sich durch Krankheitszeichen ausdrücken, und die *Heilung* ebenfalls nur durch *Befindensveränderung des Kranken* in den *gesunden* Zustand möglich ist, so sieht man leicht, dass die *Arzneien* auf keine Weise Krankheiten würden heilen können, wenn sie nicht die Kraft besäßen, das auf Gefühlen und Thätigkeiten beruhende Menschenbefinden umzustimmen, ja, dass *einzig* auf dieser

188

ihrer Kraft, Menschenbefinden umzuändern, ihre Heilkraft beruhen müsse."

Und im § 20 heißt es: „Diese im innern Wesen der Arzneien verborgene, geistartige Kraft, Menschenbefinden umzuändern und daher Krankheiten zu heilen, ist an sich auf keine Weise mit bloßer Verstandes-Anstrengung erkennbar; bloß durch ihre Aeußerungen beim Einwirken auf das Befinden der Menschen, läßt sie sich in der Erfahrung, und zwar deutlich wahrnehmen."

Was bezeichnet man als eine „homöopathische Arznei"?

Um die in der Homöopathie zur Anwendung kommenden Arzneien gegenüber allen anderen Arzneien begriffsmäßig abgrenzen zu können, werden vom Gesetzgeber alle diejenigen Arzneimittel als „homöopathisch" bezeichnet, welche nach den Richtlinien Hahnemanns an gesunden Probanden auf ihre Arzneisymptomatik hin geprüft und nach den Vorschriften des 1978 erschienenen ersten amtlichen „Homöopathischen Arzneibuches" (in Form von Tabletten, Globuli oder Dilutionen) hergestellt wurden.

Die Bezeichnung „homöopathische Arznei" ist für Laien natürlich irreführend. Eine vom pharmazeutisch-rechtlichen Standpunkt aus als „homöopathisch" bezeichnete Arznei besitzt zwar alle *Voraussetzungen*, um von einer *möglichen* zu einer *wahrhaft homöopathischen Arznei* im Sinne Hahnemanns zu werden. Zu einer wahrhaft homöopathischen Arznei wird sie jedoch erst, wenn bei ihrer Anwendung das Ähnlichkeitsprinzip beachtet wird, d.h. wenn die verordnete homöopathische Arznei auf der Körper-, Geist- oder Gemütsebene ganz ähnliche Krankheitssymptome zu erzeugen und somit auch zu heilen vermag wie diejenigen, an denen der jeweilige Patient leidet.

Hierzu heißt es bei Hahnemann (Nr.12, § 27): „Das Heilvermögen der Arzneien beruht daher auf ihren der Krankheit ähnlichen und dieselben an Kraft überwiegenden Symptomen, so dass jeder einzelne Krankheitsfall nur durch eine, die Gesamtheit seiner Symptome am ähnlichsten und vollständigsten im menschlichen Befinden selbst zu erzeugen fähigen Arznei, welche zugleich die Krankheit an Stärke übertrifft, am gewissesten, gründlichsten, schnellsten und dauerhaftesten vernichtet und aufgehoben wird."

Es verwundert darum nicht, dass nach der Verabreichung einer im Sinne Hahnemanns gut gewählten homöopathischen Arznei, nicht nur die im Vordergrund stehenden, während der Vorberichtsaufnahme von dem Patienten angegebenen Krankheitssymptome, sondern hin und wieder auch andere Beschwerden, von denen der behandelnde Homöopath keinerlei Kenntnis erhielt, zum Erstaunen des betreffenden Kranken ebenfalls schnell und sanft verschwinden können. Es handelt sich bei dem Verschwinden dieser dem Therapeuten völlig unbekannten Beschwerden jedoch keineswegs um einen „puren Zufall" oder „ein Wunder", sondern um eine durchaus erklärbare Erscheinung, da auch diese im Vorbericht nicht erfassten Symptome zur individuellen Gesamtsymptomatik des betreffenden Patienten gehören und in den angesprochenen Fällen ebenfalls im Arzneimittelbild der nach dem Ähnlichkeitsprinzip verordneten Arznei zu finden sind. Dieses der homöopathischen Therapie eigene Phänomen beweist einmal mehr, dass die Homöopathie zu Recht als eine individuelle Ganzheitstherapie bezeichnet wird.

Was versteht man unter einer „potenzierten Arznei"?

Da sich bei den von Hahnemann durchgeführten Arzneimittelprüfungen zahlreiche der heilkräftigen Drogen wie z.B. Aconitum, Lachesis, Mercurius, Phosphorus und andere selbst noch in geringer Dosierung als hoch toxisch und somit für die Erprobung an gesunden Probanden und erst recht für die Behandlung kranker Menschen als zu gefährlich erwiesen, begann er sie systematisch zu verdünnen, wodurch sich jedoch nicht nur ihre Giftwirkung, sondern auch ihre Heilkraft deutlich verringerte.

Hahnemann gab sich mit diesem Ergebnis nicht zufrieden, setzte seine Versuche unermüdlich fort und fand schließlich heraus, dass Drogen, so er sie bei ihrer arzneilichen Aufbereitung nicht nur verdünnte, sondern auf jeder Verdünnungsstufe in einer ganz bestimmten Weise zusätzlich verschüttelte bzw. intensiv verrieb (= Zufuhr kinetischer Energie), hinterher völlig anders wirkten als die nach dem üblichen Verdünnungsverfahren hergestellten.

So machte er die auch für ihn höchst erstaunliche Feststellung, dass sich die arzneispezifische Wirkung der solchermaßen bearbeiteten Ausgangsstoffe - trotz der schrittweise, ihre Toxizität herabsetzenden Verdünnung - nicht wie bisher verringerte, sondern im Gegenteil von Verdünnungsstufe zu Verdünnungsstufe auf eine wundersame Weise steigerte, weshalb er im § 269 seines Organon (Nr.12) diese besondere Art der Arzneibearbeitung auch „Dynamisieren" oder „Potenzieren" *(Arzneikraft-Entwicklung)* und die Produkte davon „Dynamisationen" oder „Potenzen" nennt.

Aus seinen Versuchen folgerte er, eine andere Alternative gab es für ihn nicht, dass die auf jeder Verdünnungsstufe durch zusätzliches intensives Verreiben oder Verschütteln der Ausgangsdroge bewirkte Zunahme der arzneilichen Heilwirkung nur auf einem geistartigen, energetischen Faktor beruhen könne, auf einer geistartigen, dynamischen Kraft, welche die Arzneien befähige, die ihnen innewohnende arzneispezifische Energie an ein neutrales Verdünnungsmittel weiterzugeben.

Um zu veranschaulichen, was er unter einer dynamischen Wirkung verstand, weist Hahnemann in der Fußnote des §11 (Nr.12) u.a. auf die Kraft eines Magnetstabes hin. So heißt es dort: „Man sieht, dass das Stück Eisen von einem Ende (Pole) des Magnetstabes angezogen wird; aber *wie* es geschieht, sieht man *nicht*. Diese unsichtbare Kraft des Magneten bedarf, um das Eisen an sich zu ziehen, keines mechanischen (materiellen) Hülfsmittels, keines Hakens oder Hebels; sie zieht es an sich und wirkt so auf das Stück Eisen, oder auf eine Nadel von Stahl mittels einer reinen immateriellen, unsichtbaren, geistartigen eignen Kraft, das ist *dynamisch*, theilt auch der Stahl-Nadel die magnetische Kraft eben so unsichtbar (dynamisch) mit; die Stahl-Nadel wird, auch wenn der Magnet sie nicht berührt, auch schon in einiger Entfernung von ihm, selbst magnetisch und steckt wieder andere Stahl-Nadeln mit derselben magnetischen Eigenschaft (dynamisch) an .....

... so wie die Nähe eines Magnet-Poles dem Stahle *nur* magnetische Kraft mittheilen kann ...... aber nicht andere Eigenschaften. Und so verändert auch jede besondere Arznei-Substanz .... das Menschen-Befinden auf eine, ihr ausschließlich eigenthümlichen Weise, und nicht auf die einer andern Arznei eigne."

Zu dem Phänomen der Dynamisierung der arzneilichen Kräfte schreibt Hahnemann u.a. im § 128 des Organon: „Die neueren und neusten Erfahrungen haben gezeigt, daß die Arzneisubstanzen in ihrem rohen Zustande, wenn sie zur Prüfung ihrer eigenthümlichen Wirkungen von der Versuchsperson eingenommen wurden, lange nicht so den vollen Reichthum der in ihnen verborgen liegenden Kräfte äußern, als wenn sie in hohen Verdünnungen durch gehöriges Reiben und Schütteln potenzirt zu dieser Absicht eingenommen wurden."

Und im § 269 heißt es sinngemäß: Dazu gehören auch Stoffe, die im rohen Zustand nicht die geringste Arzneikraft im menschlichen Körper äußern. Diese merkwürdige Veränderung der Naturkörper geschieht durch mechanische Einwirkungen auf ihre kleinen Teile, durch Reiben und Schütteln, während sie mittels einer indifferenten Substanz voneinander getrennt sind. So werden die latenten, wie schlafend in ihnen verborgen gewesenen, dynamischen Kräfte entwickelt... . Die Materie selbst wird, wenn man so sagen darf, vergeistigt.

Vor gut 200 Jahren waren natürlich eine ganze Reihe von Veränderungen bekannt, welche in Natursubstanzen durch Reiben hervorgebracht werden können (Wärme, Hitze, Feuer, Geruchsentwicklung in an und für sich geruchlosen Körpern, die Fähigkeit des zuvor intensiv geriebenen Bernsteins, vorübergehend kleine Papierschnitzel anzuziehen, die Magnetisierung eines Stahls usw.)

„Doch hatten alle diese, durch Reiben erzeugten Eigenschaften", schreibt Hahnemann, etwas verkürzt wiedergegeben, in der Fußnote zum § 269 (Nr.12), „nur auf das Physische und Leblose Bezug; aber das Naturgesetz, nach welchem physiologische und pathogenische, den lebenden Organism in seinem Befinden umändernde Kräfte, in der rohem Materie der Arzneimittel durch Reiben und Schütteln erzeugt werden, dieses wunderbare physische, vorzüglich aber physiologischpathogenische Natur-Gesetz, war vor meiner Zeit noch nicht entdeckt worden."

Nachdem Hahnemann beobachtet hatte, dass erst die höher potenzierten Arzneien den vollen Reichtum der in ihnen liegenden verborgenen Kräfte äußern, benutzte er für die Arzneimittelprüfungen an seinen gesunden Probanden vorwiegend Substanzen in der 30. Potenz. Bei der wiederholten Prüfung ein und derselben Substanz stellte er u.a. fest, dass bestimmte körperliche und seelische Symptome, die diese Substanz offensichtlich zu provozieren in der Lage war, bei einigen seiner Probanden immer wieder, bei anderen weniger häufig und bei wieder anderen nur ganz selten in Erscheinung traten, was er auf die unterschiedliche Robustheit der einzelnen Probanden bzw. auf ihre unterschiedliche Sensibilität den zu prüfenden Mitteln gegenüber zurückführte.

Besonders wichtig war für ihn jedoch die Entdeckung, dass die höher potenzierten Arzneien vor allem bei seinen akut geschwächten oder chronisch kranken Patienten nicht nur eine deutlich sanftere, sondern darüber hinaus eine wesentlich schnellere, tiefere und anhaltendere Heilwirkung zeigten, als die nach dem üblichen Verdünnungsverfahren aufbereiteten.

Worin besteht der Unterschied zwischen der Verdünnung und der Potenzierung einer homöopathische Arznei?

Bereits in seinem Organon geht Hahnemann auf den bis zur heutigen Zeit weitverbreiteten Irrtum ein, dass homöopathische Arzneipotenzen nichts anderes als *Verdünnungen* seien. So heißt es in einer Fußnote des „Organon" (Nr.12, § 269):

„Man hört noch täglich die homöopathischen Arzneipotenzen *bloß Verdünnungen* nennen, da sie doch das Gegentheil derselben, d. i. wahre Aufschließung der Naturstoffe und zu Tageförderung und Offenbarung der in ihrem innern Wesen verborgen gelegenen, specifischen Arzneikräfte sind, durch Reiben und Schütteln bewirkt, wobei ein zu Hülfe genommenes, unarzneiliches Verdünnungs-Medium bloß als *Neben-Bedingung* hinzutritt. Verdünnung allein, z.B. die, der Auflösung eines Grans Kochsalz, wird schier zu bloßem Wasser; der Gran Kochsalz verschwindet in der Verdünnung mit vielem Wasser und wird nie dadurch zur *Kochsalz-Arznei,* die sich doch zur bewundernswürdigsten Stärke, durch unsere wohlbereiteten Dynamisationen, erhöht."

Was ist eine D-, eine C- oder eine LM-Potenz?

Bei den „D-Potenzen" (Dezimalpotenzen) werden die standardisierten Substanzen (aus Pflanzen, Tieren oder Mineralien bestehenden Ausgangsstoffe), auf jeder Potenzierungsstufe mit der unarzneilichen Trägersubstanz (alkoholische Lösung oder Milchzucker) im Verhältnis 1:10, bei den „C-Potenzen" (Centesimal-Potenzen) im Verhältnis 1:100 verdünnt.

Neben den D- und C-Potenzen gibt es noch die von Hahnemann im hohen Alter entwickelten „LM- Potenzen", welche vielfach auch als „Q-Potenzen" bezeichnet werden. Bei diesen LM- oder Q-Potenzen wird bis zur C3 wie bisher potenziert. Danach beträgt der Verdünnungsgrad von einer Potenz zur nächst höheren 1: 50 000.
Der Begriff „LM-Potenz" ist allerdings äußerst unglücklich gewählt. So wie die römische Zahl IV einer 4 und die römische Zahl IX einer 9 entspricht, so bedeutet die Zahl LM, korrekt gelesen, 950 und nicht

50.000. Bei den zusammengesetzten römischen Ziffern wird ja grundsätzlich die kleinere Ziffer von der größeren abgezogen, wenn sie vor der größeren Ziffer steht und addiert, wenn sie hinter der größeren Ziffer steht. Der Begriff „Quinquaginta-Millesimal-Potenz" (Quinquagintamille = 50.000) ist hingegen korrekt. Da jedoch das Aussprechen dieses Wortes eine zungenbrecherische Angelegenheit ist, hat man sich auf den kurzen, aber leider immer noch unüblichen Begriff „Q-Potenz" geeinigt.

Im Allgemeinen werden D-Potenzen von D 1 bis D 10.000,
C-Potenzen von C 1 bis C 10.000
und LM- oder Q-Potenzen von LM 1 bis LM 120 potenziert.

Wie verabreicht man homöopathische Arzneien?

Für die Verabreichung der potenzierten homöopathischen Arzneien gilt die folgende Faustregel:

Tiefpotenzen	(bis D3/C2):	3 x täglich 1 Gabe
Mittelpotenzen	(bis D10/C5):	3 x täglich 1 Gabe
	(ab D12/C6):	2 x täglich 1 Gabe
	(LM 1 bis LM6):	1 x täglich 1 Gabe
Hochpotenzen	(ab D30/C15):	1 x pro Woche 1 Gabe
	(LM12 bis LM18):	1 bis 3 x pro Woche 1 Gabe

Hoch- und Höchstpotenzen (ab D200): Sie werden nur 1 einziges mal oder von entsprechend erfahrenen Homöopathen in großen, dem jeweiligen Fall angemessenen Intervallen verabreicht.

Unter einer Arzneigabe versteht man in der Homöopathie entweder 5 Globuli (Kügelchen), 1 Tablette oder 5 Tropfen der betreffenden Arznei. Säuglinge, Kinder, Erwachsene sowie kleine und große Tiere erhalten - von Ausnahmen abgesehen - gleich große Gaben.

Was ist bei der Potenzwahl zu beachten?

Die Wahl der Potenzen hängt sowohl von der Symptomatik als auch vom Grad der Empfindlichkeit des jeweiligen Patienten ab. Grob vereinfacht kann man sagen: Durch niedrig potenzierte Arzneien, den sogenannten Tiefpotenzen, werden vorwiegend organotrope Wirkungen erzielt, während den höher potenzierten Arzneien, den Mittelpotenzen, eine mehr funktionelle Wirkung zu eigen ist. Mit hochpotenzierten Arzneien können darüber hinaus weitaus höhere Ebenen erfasst und von der Norm abweichende krankhaft übersteigerte Empfindungen oder Verhaltensstörungen günstig beeinflusst werden. Wie Hahnemann sehr rasch erkannte, wirken hochpotenzierte Arzneien nicht nur tiefer, sondern auch sehr viel anhaltender, wobei die Übergänge natürlich fließend sind. Diese unterschiedlichen Wirkwege der niedrig- und hochpotenzierten Arzneien lassen sich nicht nur bei Menschen sondern auch bei Tieren beobachten.

LM- oder besser gesagt Q-Potenzen werden zumeist dann verordnet, wenn eine milde und doch in die Tiefe gehende Wirkung erwünscht ist.

Grundsätzlich sollten Behandlungen mit sehr hohen Potenzen (z.B. D 200 oder C 200, C 1.000, und C 10.000) nur den wirklichen Könnern unter den Homöopathen vorbehalten bleiben, da sie - unsachgemäß verabreicht - wegen ihrer tiefen und lange anhaltenden Wirkung durchaus Schaden anrichten können.

Auf die Notwendigkeit einer der Symptomatik, der Sensibilität und der Lebenskraft des Patienten angemessenen Potenzwahl weist Hahnemann u.a. in den §§ 275 und 276 seines Organon hin. Dort heißt es: „Die Angemessenheit einer Arznei für einen gegebenen Krankheitsfall, beruht nicht allein auf ihrer treffenden homöopathischen Wahl, sondern ebenso wohl auf der erforderlichen, richtigen Größe oder vielmehr Kleinheit ihrer Gabe. Gibt man eine *allzu starke Gabe* von einer, auch für den gegenwärtigen Krankheitszustand völlig homöopathisch gewählten Arznei, so muss sie, ungeachtet der Wohlthätigkeit ihrer Natur an sich, dennoch schon durch ihre Größe und den hier unnöthigen, überstarken Eindruck schaden, welchen sie auf die Lebenskraft und durch diese gerade auf die empfindlichsten und von der natürlichen Krankheit schon am meisten angegriffenen Theile im Organism, vermöge ihrer homöopathischen Ähnlichkeitswirkung macht.

Aus diesem Grunde schadet eine Arznei, wenn sie dem Krankheitsfalle auch homöopathisch angemessen war, in jeder allzu großen Gabe und in starken Dosen um so mehr, je homöopathischer und in je höherer Potenz sie gewählt war und zwar weit mehr als jede eben so große Gabe einer unhomöopathischen, für den Krankheitszustand in keiner Beziehung passenden (allopathischen) Arznei.

Allzu große Gaben einer treffend homöopathisch gewählten Arznei und vorzüglich eine öftere Wiederholung derselben, richten in der Regel großes Unglück an. Sie setzen nicht selten den Kranken in Lebensgefahr, oder machen doch seine Krankheit fast unheilbar. Sie löschen freilich die natürliche Krankheit für das Gefühl des Lebensprinzips aus, der Kranke leidet nicht mehr an der ursprünglichen Krankheit von dem Augenblick an, wo die allzu starke Gabe der homöopathischen Arznei auf ihn wirkt, aber er ist alsdann stärker krank von der ganz ähnlichen, nur weit heftigeren Arznei-Krankheit, welche höchst schwierig wieder zu tilgen ist,"

Um diese Mahnung zu verstehen, muss man sich ein wenig mit den Wirkungsmechanismen der Homöopathie befassen, welche, so Hahnemann, auf einem hie und da zwar geahnten, aber bisher nicht anerkannten, jeder wahren Heilung von jeher zu Grunde liegenden Naturgesetz beruhen. Im § 26 des Organon formuliert er dieses, bereits in einem anderen Kapitel zitierte Naturgesetz mit den folgenden Worten: *„Eine schwächere dynamische Affection wird im lebenden Organism von einer stärkeren dauerhaft ausgelöscht, wenn diese (der Art nach von ihr abweichend) jener sehr ähnlich in ihrer Äeußerung ist."*
Aus der Sicht seiner Zeit heraus führt er in der Fußnote dieses Paragraphen hierzu die folgenden Beispiele an: „So werden auch physische Affectionen und moralische Uebel geheilt. – Wie kann in der Frühdämmerung der hell-leuchtende Jupiter dem Sehnerven des ihn Betrachtenden verschwinden? Durch eine stärkere, sehr ähnlich auf den Sehnerven wirkende Potenz, die Helle des anbrechenden Tages! – Womit pflegt man in, von übeln Gerüchen angefüllten Oertern, die

198

beleidigten Nasennerven wirksam zufrieden zu stellen? Durch Schnupftabak, der den Geruchsinn ähnlich, aber stärker ergreift! Keine Musik, kein Zuckerbrod, die auf die Nerven anderer Sinne Bezug haben, würde diesen Geruchs-Ekel heilen. - Wie schlau wusste der Krieger das Gewinsel des Spitzruthen-Läufers aus den mitleidigen Ohren der Umstehenden zu verdrängen? Durch die quikende, feine Pfeife mit der lärmenden Trommel gepaart! Und den in seinem Heere Furcht erregenden, fernen Donner der feindlichen Kanonen? Durch das tief erbebende Brummen der großen Trommel! Für beides würde weder die Austheilung eines glänzenden Montirungsstücks, noch irgend ein dem Regimente ertheilter Verweis geholfen haben. – So wird auch Trauer und Gram durch einen neuen, stärkeren jemand Anderm begegneten Trauerfall ... im Gemüthe ausgelöscht."

Auf die homöopathischen Heilungen bezogen heißt es in dem § 29 seines Organon sinngemäß: Bei einer homöopathischen Heilung wird das von der natürlichen Krankheit dynamisch verstimmte Lebensprinzip durch die Eingabe einer, genau nach Symptomen-Ähnlichkeit gewählten Arznei-Potenz, von einer etwas stärkeren, ähnlichen, künstlichen Krankheitsaffektion ergriffen. Dadurch erlischt und entschwindet ihm das Gefühl der natürlichen, schwächeren dynamischen Krankheitsaffektion, die von da an nicht mehr für das Lebensprinzip existiert, da dieses nunmehr nur von der stärkeren, künstlichen Krankheit beschäftigt und beherrscht wird, die aber bald ausgewirkt hat und den Kranken frei und genesen zurücklässt.

In der Fußnote dieses Paragraphen gibt er hierzu noch die folgende Erklärung: „Die kurze Wirkungsdauer der künstlich krankmachenden Potenzen, die wir Arzneien nennen, macht es möglich, dass, obgleich stärker als die natürlichen Krankheiten, sie doch von der Lebenskraft weit leichter überwunden werden, als die schwächern natürlichen Krankheiten."

Ausnahmen stellen - um auf Hahnemanns Warnung zurückzukommen - die unsachgemäßen, weil dem Krankheitsfall unangemessen großen Gaben oder die zu häufigen Verabreichungen von hochpotenzierten Arzneien in kurzen Zeitabständen dar, da diese wegen ihrer tiefen und lange anhaltenden Wirkung die Lebenskraft eines Patienten überfordern können. Hahnemanns Beobachtungen zufolge ist es äußerst wichtig, Hochpotenzen vor einer erneuten Verabreichung erst einmal auswirken zu lassen, da ansonsten die durch sie provozierte Arzneikrankheit möglicherweise übermächtig wird, bestehen bleibt und bei einer zu großen Schwächung des Patienten sogar zu dessen Tod führen kann.

Darum wird von erfahrenen Homöopathen immer wieder geraten, sich erst einmal über eine längere Zeit mit der Wirkung der niedrigen Potenzen vertraut zu machen und sehr hohe Potenzen grundsätzlich nur dann anzuwenden, wenn man genügend eigene Praxiserfahrung besitzt, die Methodik der Homöopathie beherrscht und sich der richtigen Arzneimittelfindung und auch der richtigen Wahl der für den jeweiligen Krankheitsfall angemessenen Potenzhöhe sicher ist.

Aber auch nach der Verabreichung einer, dem jeweiligen Krankheitsfall durchaus angemessenen niedriger potenzierten Arznei kann es bei sensiblen Patienten kurzfristig zu einer überschießenden Reaktion, der sogenannten Erstreaktion kommen, bei der sich die bereits vorhandenen Krankheitssymptome zunächst erkennbar verschlimmern. Eine derartige Erstverschlimmerung (Erstreaktion) ist jedoch kein Grund zur Sorge. Im Gegenteil! Sie bestätigt nur, dass die getroffene Arzneiwahl richtig war. Nach dem sofortigen Absetzen der homöopathischen Arznei bessert sich nämlich der Zustand des Patienten recht bald und es tritt Heilung ein.

In den §§ 158 und 159 heißt es hierzu: „Diese kleine *homöopathische Verschlimmerung* in den ersten Stunden – eine sehr gute Vorbedeutung, dass die *acute* Krankheit meist von der ersten Gabe beendet sein wird – ist nicht selten, da die Arzneikrankheit natürlich um etwas stärker sein muß als das zu heilende Uebel, wenn sie letzteres überstimmen und auslöschen soll; so wie auch eine ähnliche natürliche Krankheit, nur wenn sie stärker als die andere ist, dieselbe aufheben und vernichten kann.

Je kleiner die Gabe des homöopathischen Mittels, desto kleiner und kürzer ist auch bei Behandlung *akuter* Krankheiten, diese anscheinende Krankheitserhöhung in den ersten Stunden."

Was ist das Besondere einer Hochpotenz?

Homöopathische Arzneien sind also keineswegs bloße Verdünnungen oder etwa ab der D23 (der sog. Avogadro'schen Zahl) nur noch einfache alkoholische Lösungen bzw. einfache Milchzuckerpräparate, „in denen nichts mehr drin ist", wie von den Kritikern der Homöopathie immer wieder behauptet wird.

Das Gegenteil ist der Fall! Die Moleküle der bei der Aufbereitung von Hochpotenzen verwendeten unarzneilichen Verdünnungsmedien scheinen durch die auf jeder einzelnen Verdünnungsstufe stattfindende kinetische Energiezufuhr (intensives Verschütteln oder Verreiben) eine Veränderung, eine Art „Prägung", zu erfahren, durch welche sie sich deutlich von den Molekülen gleichartiger aber noch „unbearbeiteter" Verdünnungsmedien unterscheiden. Diese Veränderungen müssen einen arzneispezifischen Informationscharakter haben! Obwohl Informationen selber immateriell sind, benötigen sie sowohl zu ihrer Speicherung als auch zu ihrer Übertragung neben dem Vorhandensein von genügender Energie einen materiellen Träger. Offensichtlich vermögen bei der Potenzierung homöopathischer Arzneien die Moleküle der jeweiligen Verdünnungsmedien - Tonbändern oder CDs vergleichbar - als Informationsträger zu fungieren.

Hierdurch werden Hochpotenzen, wenn man sie nach dem Ähnlichkeitsprinzip verordnet, zu hochwirksamen Arzneien, obwohl sie - etwa ab der D23 - von der chemischen Zusammensetzung her nur noch aus den unarzneilichen Alkohol- oder Milchzuckermolekülen bestehen. Sie sind somit keine Arzneien im herkömmlichen pharmazeutischen Sinne und ihr Wirkungsmechanismus ist ein völlig anderer!

Im Gegensatz zu den in der Allopathie genutzten und auf chemischem Weg wirksamen Medikamenten enthalten die Moleküle der für die Herstellung homöopathischer Hochpotenzen verwendeten Verdünnungsmittel „lediglich" eine, wenn auch äußerst wichtige Information: Das ihnen durch die Potenzierungsvorgänge übertragene Informationsmuster der jeweiligen Ausgangsdrogen! Diese arzneispezifischen, sich jeder chemischen Analyse entziehenden Informationen können offensichtlich

202

unter ganz bestimmten Voraussetzungen von gesunden und in ganz besonderem Maße von erkrankten Organismen erkannt, verstanden und verarbeitet werden.

Die zu Informationsträgern gewordenen Moleküle der zur Aufbereitung homöopathischer Hochpotenzen verwendeten Verdünnungsmittel stellen somit lediglich Vehikel dar, mit deren Hilfe die in ihnen gespeicherten arzneispezifischen Informationen der jeweiligen Ausgangsdrogen in den körpereigenen Informationsfluss der Patienten gelangen, wo sie in der Lage sind (immer vorausgesetzt, dass Arznei- und Patientensymptomatik einander ähneln und die Lebenskraft der Betreffenden noch stark genug ist), die jeweiligen Kranken sanft, schnell, sicher und dauerhaft zu heilen.

Hahnemann, welcher von elektromagnetischen Schwingungen und ihren vielseitigen Wirkungsmöglichkeiten noch nichts wissen konnte (sie wurden erst nach seinem Tod von Maxwell und Hertz entdeckt!) versucht an mehreren Stellen seines Organon das Wesen der Hochpotenzen zu erklären. So finden wir z.B. in einer Fußnote zum § 11 des Organon (die Fußnoten in Hahnemanns Texten zu lesen ist übrigens ein Unterfangen, das sich sehr oft lohnt!) die folgenden Anmerkungen:
"Auf die beste Art dynamisirter Arzneien kleinste Gabe, - worin sich nach angestellter Berechnung nur so wenig Materielles befinden kann, daß dessen Kleinheit vom besten arithmetischen Kopfe nicht mehr gedacht und begriffen werden kann, äußert im geeigneten Krankheits-Falle *bei weitem mehr* Heilkraft, als große Gaben derselben Arznei in Substanz.......
Es sind nicht die körperlichen Atome dieser hoch dynamisirten Arzneien, noch ihre physische oder mathematische Oberfläche (womit man die höhern Kräfte der dynamisierten Arzneien, immer noch materiell genug, aber vergeblich deuteln will), vielmehr liegt unsichtbarer Weise in dem so befeuchteten Kügelchen oder in seiner Auflösung eine aus der Arznei-Substanz möglichst enthüllte und frei gewordene, spezifische Arzneikraft, welche .... auf den ganzen Organism dynamisch einwirkt (ohne ihm jedoch irgend eine, auch noch so fein gedachte Materie mitzutheilen) und zwar desto stärker, je freier und immaterieller sie durch die Dynamisation geworden ist."

Was sind Repertorien?

Um die durch eigene Beobachtungen und durch die homöopathische Fallaufnahme herausgefundenen auffallenden, absonderlichen Symptome eines Patienten einem ganz bestimmten Mittel zuordnen und aus der Vielzahl der in Frage kommenden Arzneien die zum Gesamtsymptomenbild des Kranken am besten passende Arznei (das „Simile") herausfinden zu können, bedienen sich homöopathisch behandelnde Ärzte neben den Arzneimittellehren der Repertorien.

Dieses sind umfangreiche Symptomenregister, in denen hinter jedem einzelnen Krankheitssymptom diejenigen Mittel aufgelistet sind, in deren sehr unterschiedlichen Arzneimittelbildern neben zahlreichen anderen auch das vorstehende Krankheitssymptom zu finden ist.

Bei der Arzneiprüfung ein und desselben Mittels sind die von ihm hervorgerufenen Vergiftungssymptome jedoch keineswegs immer bei allen Probanden zu beobachten. Außerdem können sie in recht unterschiedlicher Intensität auftreten. Diese graduellen Unterschiede finden in den Repertorien Berücksichtigung, indem die hinter den einzelnen Symptomen angeführten Mittel entweder **fett-** (dreiwertig = +++), *kursiv* (zweiwertig = ++) oder normal (einwertig = +) geschrieben werden. Finden wir also beispielsweise in einem Repertorium hinter einem ganz bestimmten Symptom oder einer ganz bestimmten Modalität Mittel angeführt, welche fettgedruckt sind, bedeutet das lediglich, dass dieses Symptom oder diese Modalität bei der Arzneimittelprüfung der solchermaßen hervorgehobenen Mittel besonders oft und deutlich zutage trat.

Arzneimittelverzeichnis

Literaturangaben

Nr. 1 *Barthel, H.:* Charakteristika homöopathischer Arzneimittel, Organon-Verlag, Berg a. Starnberger See, 1984

Nr. 2 *Boericke, W. u. O.E.:* Homöopathische Mittel und ihre Wirkungen, 3.Aufl., Verlag Grundlagen und Praxis, Leer, 1986

Nr. 3 *Buchmann, W.:* Hahnemanns Reine Arzneimittellehre, Karl F. Haug Verlag, Heidelberg, 1983

Nr. 4 *Charette, G.:* Homöopathische Arzneimittellehre für die Praxis, 3. Aufl., Hippokratesverlag, Stuttgart, 1982

Nr. 5 *Clarke J.H.:* Der Neue Clarke, Bd.I-X, Verlag für homöopathische Literatur, Bielefeld, Copyright by Silvia Stefanovic, 1991

Nr. 6 *Deutsche Homöopathische Union:* Homöopathisches Repertitorium, Herausgeber Deutsche Homöopathie-Union, Karlsruhe, 1984

Nr. 7 *Dewey, W.A.:* Homöopathie in der täglichen Praxis, O.-Verlag, Berg a. Starnberger See, 1985

Nr. 8 *Dorcsi, M.:* Homöoparthie, Bd.V (Arzneimirttellehre), Karl F. Haug Verlag, Heidelberg, 1983

Nr. 9 *Eichelberger, O.:* Klassische Homöopathie, Bd.I (Lehre und Praxis), Aufl., Karl F. Haug Verlag, Heidelberg, 1983

Nr.10 *Farrington, H.:* Kompaktkurs Homöopathie, Barthel & Barthel Verlag, Berg a. Starnberger See, 1992

Nr.11 *Gerd-Witte, H.:* Übersicht der homöopathischen Arznei-symptome, 2.Aufl., Barthel & Barthel Verlag, Schäftlarn, 1993

Nr.12 *Hahnemann, S.:* Organon original, letzte und 6.Aufl.,O.-Verlag, Berg a. Starnberger See, 1985

Nr.13 *Keller v.,G. / Künzli von Fimmelsberg:* Kents Repertorium der homöopathischen Arzneimittel, Bd.I - Bd.III, 10.Aufl., Karl F. Haug Verlag, Heidelberg, 1988

Nr.14 *Kent, J.T.:* Kents Arzneimittelbilder, 8.Aufl., Karl F. Haug Verlag, Heidelberg, 1990

Nr.15 *King, G.:* Veterinärhomöopathie, Schlüter'sche Verlagsanstalt, Hannover, 1992

Nr.16 *Köhler, G.:* Lehrbuch der Homöopathie, Bd.I (Grundlagen und Anwendung), 4.Aufl., Hippokrates Verlag, Stuttgart, 1985

Nr.17 *Köhler, G.:* Lehrbuch der Homöopathie, Bd.II (Praktische Hinweise zur Arzneiwahl), 2.Aufl., Hippokrates Verlag, Stuttgart, 1991

Nr.18 *Lathoud, J.A.:* Materia Medica, Bd.I-III, O.-Verlag, Berg a. Starnberger See, 1986

Nr.19 *Mezger, J.:* Gesichtete homöopathische Arzneimittellehre, Bd.I u. Bd.II, 7.Aufl., Karl F. Haug Verlag, Heidelberg, 1987

Nr.20 *Nash, E.B.:* Leitsymptome in der Homöopathischen Therapie, 14. Aufl., Karl F. Haug Verlag, Heidelberg, 1986

Nr.21 *Rakow, B. u. M.:* Bewährte Indikationen der Homöopathie in der Veterinärmedizin, Verlagsbuchhandlung Johannes Sonntag, Regensburg, 1988

Nr.22 *Rakow, B.:* Der homöopathische Hundedoktor, 2.Aufl., Kosmosgesellschaft der Naturfreunde, Franckh'sche Verlagshandlung, Stuttgart, 1989

Nr.23 *Rakow, B.*: Der homöopathische Katzendoktor, 2.Aufl.,
Kosmosgesellschaft der Naturfreunde, Franckh`sche
Verlagshandlung, Stuttgart, 1989

Nr.24 *Rost, J.*: Homöopathisches Kompendium für Zahnärzte,
Deutsche Homöopathie-Union, Karlsruhe, 1985

Nr.25 *Stauffer, K.*: Klinische Homöopathische Arzneimittellehre,
8.Aufl., Verlagsbuchhandlung Johannes Sonntag,
Regensburg, 1981

Nr.26 *Vithoulkas, G.*: Die Wissenschaftliche Homöopathie, 2.Aufl.,
Ulrich Burgdorf Verlag, 1987

Nr.27 *Voegeli, A.*: Die korrekte homöopathische Behandlung in der
täglichen Praxis, 7.Aufl., Karl F. Haug Verlag, Heidelberg, 1983

Nr.28 *Wellmer, W.*: Fibel homöopathischer Arzneimittelbilder, 2.Aufl.,
Karl F. Haug Verlag, Heidelberg, 1984

Nr.29 *Westerhuis, A.H.*: Homöopathie für Hunde, Droemersche
Verlagsanstalt Th. Knaur, München, 1991

Nr.30 *Wolff, H.G.*: Unsere Hunde gesund durch Homöopathie, 4.Aufl.,
Verlagsbuchhandlung Johannes Sonntag, Regensburg, 1983

Nr.31 *Wolter, H.*: Klinische Homöopathie in der Veterinärmedizin,
2.Aufl., Verlag W. Gilliar, Waghäusel, 1981

Nr.32 *Zimmermann, W.*: Homöopathische Arzneitherapie, 4.Aufl.,
Verlagsbuchhandlung Johannes Sonntag, Regensburg, 1984